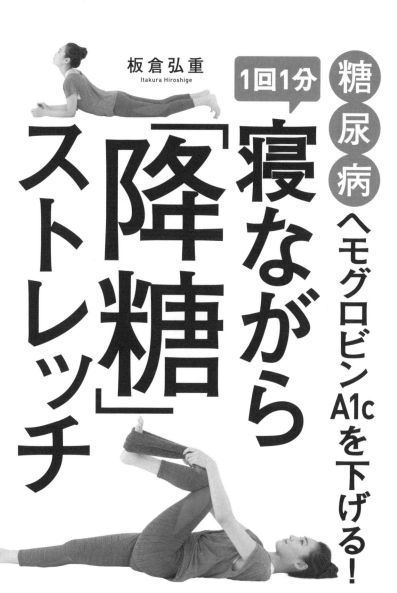

糖尿病 ヘモグロビンA1cを下げる！

1回1分

寝ながら「降糖」ストレッチ

板倉弘重
Itakura Hiroshige

PHP

はじめに

健康診断で「血糖値が少し高めですね」と指摘されても、「ああ、そうですか」という程度の反応で、そのまま放置してしまう人が少なくありません。糖尿病の前段階の境界型（高血糖）の時期であればセルフケアで改善できるのに、これといった対応をせずにやりすごしてしまう人の多いことが、本当に残念でなりません。

高血糖が放置されがちな最大の理由は、自覚症状がほとんどないことでしょう。体のどこかに痛みを感じたり、急に体重が減ったりすれば、「これは放っておけないぞ」という危機感がわいてきます。しかし、血糖値が高いだけでは、表面的には何の症状も表れません。そのため、自分が深刻な病気の前段階である、という自覚を持つことがなかなか難しいのです。

全国的に糖尿病およびその予備群の方が多いことも、逆に病気の深刻さを薄めている印象があります。日本では、糖尿病の人は約1000万人で、境界型の予備群を含めると約2000万人と推計されています。この数値を聞いて「大変だ！」と思う人もいるでしょうが、一方で「そんなにポピュラーな病気なら、特に心配することもないか」と考えてしまう人も少なくないと思うのです。実際に、糖尿病と診断された日に、「ついに糖尿病の仲間入り」と、笑いながら自慢気に話している声を耳にしたことがあります。

さらに、運動療法と食事療法が改善策の基本とされていることも、高血糖を軽く考える要因になっているのかもしれません。「運動と食事で治るのなら大した症状じゃない」「糖尿病になったら病院へ行って治してもらおう」といった感じでしょうか。

しかし、それは大きな勘違いです。糖尿病になってしまったら、完全に治す薬はありません。血糖値をコントロールしたり、合併症を治療したりする対症療法はあっても、糖尿病そのものを治す薬はないのです。

だからこそ、運動療法と食事療法を2本の柱としたセルフケアで対応していくことが、高血糖や糖尿病の治療の基本となっているのです。

糖尿病の怖さを充分に知っていただくために、血糖値の高い状態が長期間続くことがいかに全身に悪い影響を及ぼし、それが命に関わる重大なダメージであることを、PART1で詳しく紹介します。

それでも、糖尿病の前段階である高血糖の時期に、適切な対応をすれば、糖尿病に進むことを食い止めることは可能です。そのためには、前述したように運動療法と食事療法が2つの大切なポイントとなります。

運動習慣のない人が、自覚症状もないのに運動を続けるのは、なかなか難しいことでもあります。健康診断で高血糖を指摘され、一念発起してウォーキングなどに取り組んではみたものの、「三日坊主」で終わってしまったという経験のある人も多いことでしょう。

そこで本書では、改まって運動するというよりも、食後や家事の合間などに気軽にできる『寝ながら「降糖」ストレッチ』を紹介しています。どれも簡単にでき、ストレスなく長く続けることができます。さらに、PART3で紹介する食事やストレス対策をはじめとする生活習慣の改善を行ないながらストレッチに取り組めば、血糖値は良化することでしょう。

すでに糖尿病の人は、主治医と相談のうえ、無理のない範囲で行なうと、血糖値のコントロールを良好にしたり、高齢の方なら筋力の低下を防いだりするうえでも役立ちます。

なお、糖尿病は発症原因によって「1型糖尿病」と「2型糖尿病」の2つに大別できます。1型糖尿病は、自分の免疫が変調をきたして膵臓《すいぞう》を障害し、インスリンの分泌を大幅に低下させてしまう自己免疫疾患と考えられています。インスリンの分泌がほとんどなくなるため、定期的に注射でインスリンを補っていくことが治療の中心となります。これに対して2型糖尿病は、長年の生活習慣が大きく影響します。特に食べすぎ、運動不足、肥満などが引き金となる場合が多いのが特徴です。

本書で使用している「糖尿病」という語は、基本的には2型糖尿病を指しています。しかし、1型糖尿病の人も、インスリンの治療と併せて「降糖」ストレッチを行なうと、血糖値のコントロールを良好に保つうえで役に立つはずです。低血糖に陥らないように注意しながら継続してみてください。

本書の内容が、糖尿病の増加、ひいては糖尿病の重症化を食い止める一助になれば、とてもうれしく思います。

板倉弘重

糖尿病 ヘモグロビンA1cを下げる！ 1回1分 寝ながら「降糖」ストレッチ　もくじ

PART 1 「血糖値」を知りましょう

PART 2

ヘモグロビンA1cを下げる！寝ながら「降糖」ストレッチ

PART 3
ヘモグロビンA1cを下げる！ 食事と生活

PART 1

「血糖値」を知りましょう

「かくれ高血糖」のセルフチェック

血糖値が正常でも体に異変が起こっている可能性があります

糖尿病は、長年のライフスタイルが原因で発症する「生活習慣病」の代表です。ですから、いま現在は血糖値が正常な人でも油断はできません。ライフスタイルに問題があると、すでに体の中で異変が起こっている可能性が充分にあるからです。

60代で糖尿病を発症する人は、40代の頃から進行が始まっているとも言われています。その間、これといった自覚症状はありません。数十年かけて体がジワジワと蝕《むしば》まれ、糖尿病と診断されたときには全身の組織が荒廃し、二度と回復できない状態になっている……。それがこの病気の怖いところです。

「私は健康診断で血糖値が正常だから大丈夫」と考えるのも早計です。健康診断では見逃されやすい「かくれ高血糖」が存在するからです。かくれ高血糖は、いわば糖尿病予備群の状態で、次ページの項目にひとつでも該当したら要注意です。

Check! 高血糖を招く生活習慣チェック

- □ご飯やパン、麺類などの主食が好物だ。
- □昼食は揚げものや丼ものなどをよく食べる。
- □菓子類やせんべい類をよく食べる。
- □お酒が好きで、毎晩飲んでいる。
- □朝食を摂らないことが多い。
- □湯船の湯に浸からずシャワーで済ませることが多い。
- □夜更かしをしがちである。
- □ストレスを感じることが多く、うまく解消もできない。
- □体を動かすのがおっくうで運動不足だ。
- □タバコ（電子タバコも含む）を吸っている。

この症状にピン！ときたら糖尿病予備群かも ?!

- □のどや口の中が渇く。
- □排尿の回数が以前より増えた。
- □疲れやすい。
- □体重が以前にくらべ減少した。
- □足がむくみやすい。つりやすい。
- □皮膚が乾燥してかゆい。
- □目がかすむ。視界がぼやける。

そもそも「血糖値」って何でしょう？

食事で摂った糖はブドウ糖に分解されて血液に入ります

私たちは毎日の食事で、糖を摂取しています。食事で摂った糖は、糖の最小単位であるブドウ糖に分解されて血液中に入ります。つまり、血糖というのは血液中のブドウ糖のことであり、その量を測定した数値を「血糖値」と呼びます。

健康な人でも、食事を摂るたびに血糖値は上昇します。空腹時の血糖値は110mg／dL未満が「正常型」とされていますが、食事を摂ると正常範囲を超えて上昇する場合があります。それでも、通常は2～3時間で通常の血糖値に戻ります。

なぜなら、血液中のブドウ糖（血糖）は、血液の流れに乗って全身を巡りながら、各組織の細胞内へ順次送りこまれ、エネルギー源として消費されるからです。さらに、血液中で余ったブドウ糖は、中性脂肪やグリコーゲン（ブドウ糖が複数結合した多糖類）の形で貯蔵され、血糖が不足したときに再利用される仕組みになっています。

糖質の種類

炭水化物	糖質	糖類	単糖類	ブドウ糖　果糖　ガラクトース
			二糖類	砂糖　麦芽糖　乳糖
		少糖類（オリゴ糖）		単糖が2～10個程度結合した糖質
		多糖類		デキストリン　でん粉　グリコーゲン
		糖アルコール類		キシリトール　マルチトール
		高甘味度甘味料		アセスルファムカリウム　スクラロース
	食物繊維	水溶性食物繊維		ポリデキストロース　難消化性デキストリンなど
		不溶性食物繊維		セルロース

空腹時血糖値および75g経口ブドウ糖負荷試験による判定区分

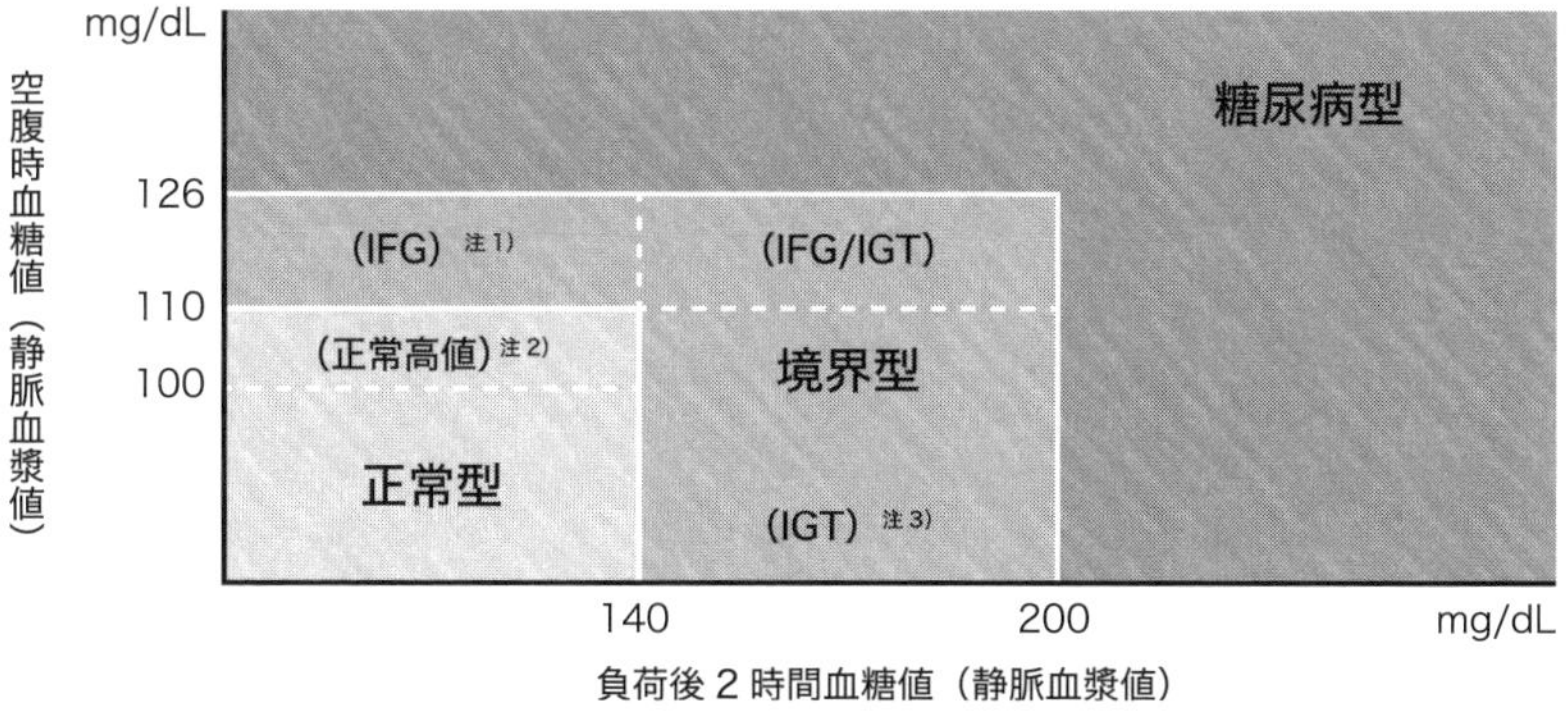

注1）IFGは空腹時血糖値110～125mg/dLで、2時間値を測定した場合には140mg/dL未満の群を示す（WHO）。ただしADA（米国糖尿病学会）では空腹時血糖値100～125mg/dLとして、空腹時血糖値のみで判定している。

注2）空腹時血糖値が100～109mg/dLは正常域であるが、「正常高値」とする。この集団は糖尿病への移行や経口ブドウ糖負荷試験時の耐糖能障害の程度からみて多様な集団であるため、経口ブドウ糖負荷試験を行なうことが勧められる。

注3）IGTはWHOの糖尿病診断基準に取り入れられた分類で、空腹時血糖値126mg/dL未満、75g経口ブドウ糖負荷試験2時間値140～199mg/dLの群を示す。

『糖尿病治療ガイド2020-2021』日本糖尿病学会編・著（文光堂）

インスリンホルモンが血糖値の上昇を抑えています

血糖値の調整は、複数のホルモンの働きによって行なわれています。血糖は体のエネルギー源として重要で、特に脳にとっては唯一のエネルギー源なので、欠乏すると命に関わります。そのため、血糖値の上昇を促すホルモンと、血糖値の上昇を抑えるホルモンが互いに牽制《けんせい》し合いながら、「正常型」の血糖レベルを維持しています。

血糖値の上昇を抑える役目を果たしているのが、「インスリン」というホルモンです。インスリンは、次の3つの作用で血糖値が必要以上に上昇するのを抑えています。

①血液中のブドウ糖を細胞内に送り込む。
②ブドウ糖を中性脂肪に変えて脂肪細胞の中に貯蔵する。
③ブドウ糖をグリコーゲンに変えて肝臓や筋肉に蓄える。

ところが、食後2時間以上経っても血糖値が高値のまま推移し、なかなか正常範囲に戻らない場合があります。これを「食後高血糖」と呼びます。

糖尿病の前段階「食後高血糖」のリスク

インスリンの分泌や機能の低下が引き金になります

食後高血糖の人は、18ページで示したように空腹時の血糖値は正常なのに、食事を摂ったあとに上昇した血糖値が2時間を過ぎても高値（140㎎／dL以上）で推移しているのが特徴です。

これには、2つの理由が挙げられます。

ひとつは、膵臓《すいぞう》の働きが衰えてインスリンの分泌量が減少すること。もうひとつは、インスリンは分泌されていても、血糖を細胞内にうまく送り込めなくなる「インスリン抵抗性」が起こっていることです。いずれも、食べすぎや運動不足などの生活習慣の乱れが背景にあります。

若い頃から不摂生な生活習慣を続け、膵臓に負担をかけてきた50代以上の方は、特に注意が必要です。

食後高血糖の状態（例）

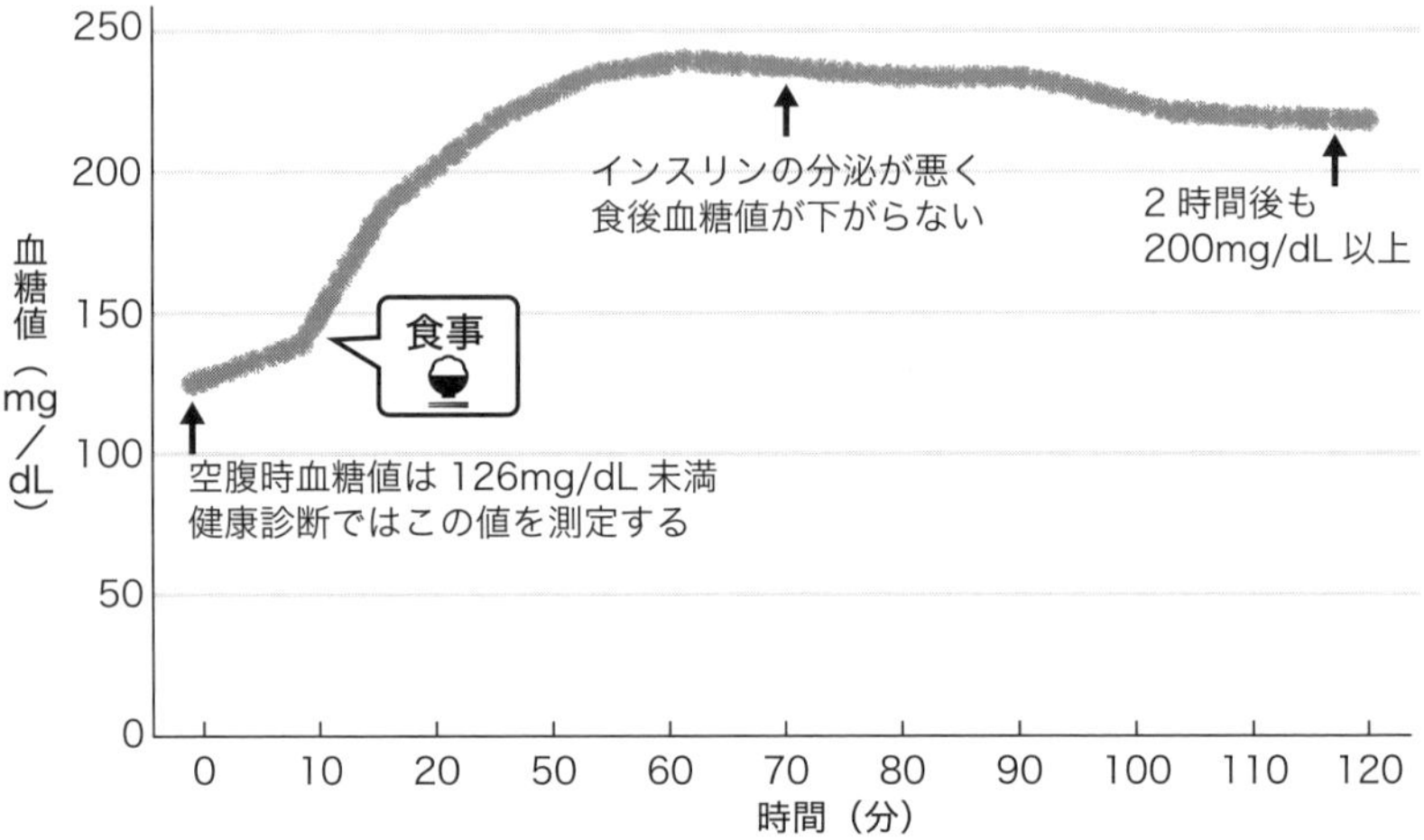

食後高血糖は動脈硬化の重要因子です

糖尿病には至らずとも、食事のたびに高血糖の状態が長時間続くと、血管が障害されて動脈硬化（血管が硬くなったり内腔《ないくう》が狭くなったりする状態）が進みます。

また、血液中にブドウ糖が増えるということは、血液がいわば砂糖水のようにベタベタした状態になるわけで、血流も悪くなって詰まりやすくなります。こうなると、心筋梗塞や脳梗塞といった重篤な病気につながる危険性が生じてきます。

さらに、血液中に増えたブドウ糖が体内のたんぱく質と結合すると、「ＡＧＥ（終末糖化産物）」と呼ばれる悪玉物質に変化し、こ

空腹時血糖値、経口ブドウ糖負荷後２時間血糖値と生命予後

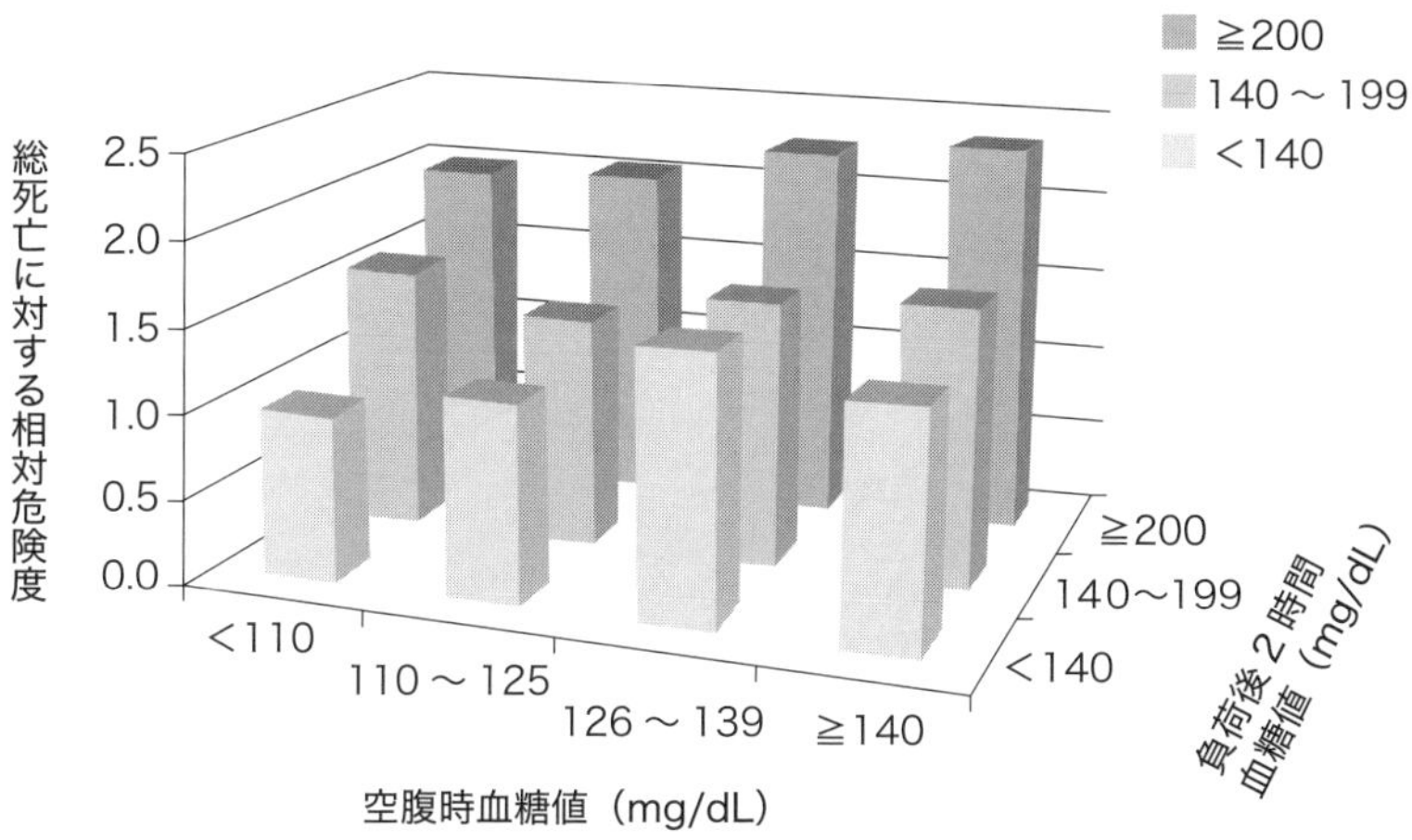

Lancet 1999;354:617-621 より一部改変。

れも、動脈硬化を進める元凶となります。

ヨーロッパで行なわれた調査では、糖負荷（75ｇのブドウ糖を投与）後2時間経ってからの血糖値が高い人は、空腹時血糖値とは関係なく、総死亡率および心筋梗塞などによる死亡率が高まることが明らかにされています（上図参照）。

この結果は、食後の高血糖が、血管にいかに大きなダメージを及ぼすかを示しています。

食後高血糖は糖尿病の前段階ということができます。

つまり、食後高血糖の段階からすでに、動脈硬化および動脈硬化に起因する病気のリスクが高まっているということです。

食後高血糖の目安が「ヘモグロビンA1c」

健康診断の血糖値に食後高血糖は反映されません

前節でお話ししたように、糖尿病の前段階である食後高血糖は、糖尿病に劣らずハイリスクな状態です。それでも、食後高血糖の段階であれば対策をしっかり講じることで血糖値は適正に戻ります。糖尿病への進行を食い止めることができるのです。

ところが、食後高血糖は見過ごされやすいという事実があります。たとえば、健康診断では朝食を抜いた状態で血糖値を測定します。糖尿病の人は、空腹時でも血糖値が基準値を超えていますから、健康診断でも血糖値の異常がすぐに見つかります。

一方、食後高血糖の人は、空腹時の血糖値は正常です。したがって、健康診断では見逃されてしまう可能性があるのです。自覚症状もないことから「かくれ高血糖」と呼ばれることがあるのは、先にも述べた通りです。食後高血糖を知るには、血糖値ではなく「ヘモグロビンA1c《エーワンシー》」の数値が目安となります。

ヘモグロビンA1cで過去1〜2カ月の平均的な血糖値がわかります

ヘモグロビンはたんぱく質の一種で、普段は血液中の赤血球の主要成分として、全身に酸素を運んでいます。そのヘモグロビンがブドウ糖と結合したのが、ヘモグロビンA1cです。

血液中にブドウ糖が多いと、ヘモグロビンとブドウ糖が接触する機会が増えますから、ヘモグロビンA1cの数値も上昇します。しかも、両者は一度結合すると、赤血球の寿命（約120日）が尽きるまで簡単には離れません。そのため、ヘモグロビンA1cの量を測定すると、過去1〜2カ月の平均的な血糖値（血液中のブドウ糖の量）がわかります。

ヘモグロビンA1cの基準値は4・6〜6・2％とされています。この範囲を超えていれば、空腹時血糖値が正常でも、過去1〜2カ月の間に血糖値の高い状態が続いていたことがわかり、食後高血糖を見つける有力な手がかりとなります。

ヘモグロビンA1cの数値は、糖尿病を発症してしまった場合の治療においても、血糖コントロールの指標として重視されています（27ページ参照）。

もうひとつのかくれ高血糖「血糖値スパイク」を知る

食後の血糖値の急激な上がり下がりは血管を傷つけます

糖尿病の前段階でよく見られる血糖値の異常としてもうひとつ、「血糖値スパイク」についても説明しておきましょう。

血糖値スパイクとは、普段の血糖値は正常範囲なのに、食後に１４０mg／dL以上の急激な高血糖が起こり、さらにそのあと一気に血糖値が急降下する症状のことです。その様子をグラフで表すと、尖った針（スパイク）のように見えることから、こう呼ばれています（次ページ参照）。

血糖値スパイクが繰り返し生じると、血管壁の細胞から多量の「活性酸素」（攻撃性の強い酸素）が発生し、血管が傷つけられてプラーク（こぶ）が生じます。そして、そのプラークが血管の内腔を狭めたり、剝がれて血流を塞いだりして（血栓）、脳血管障害や心疾患などの重篤な疾病を引き起こします。これが「動脈硬化」です。

正常な血糖値（例）

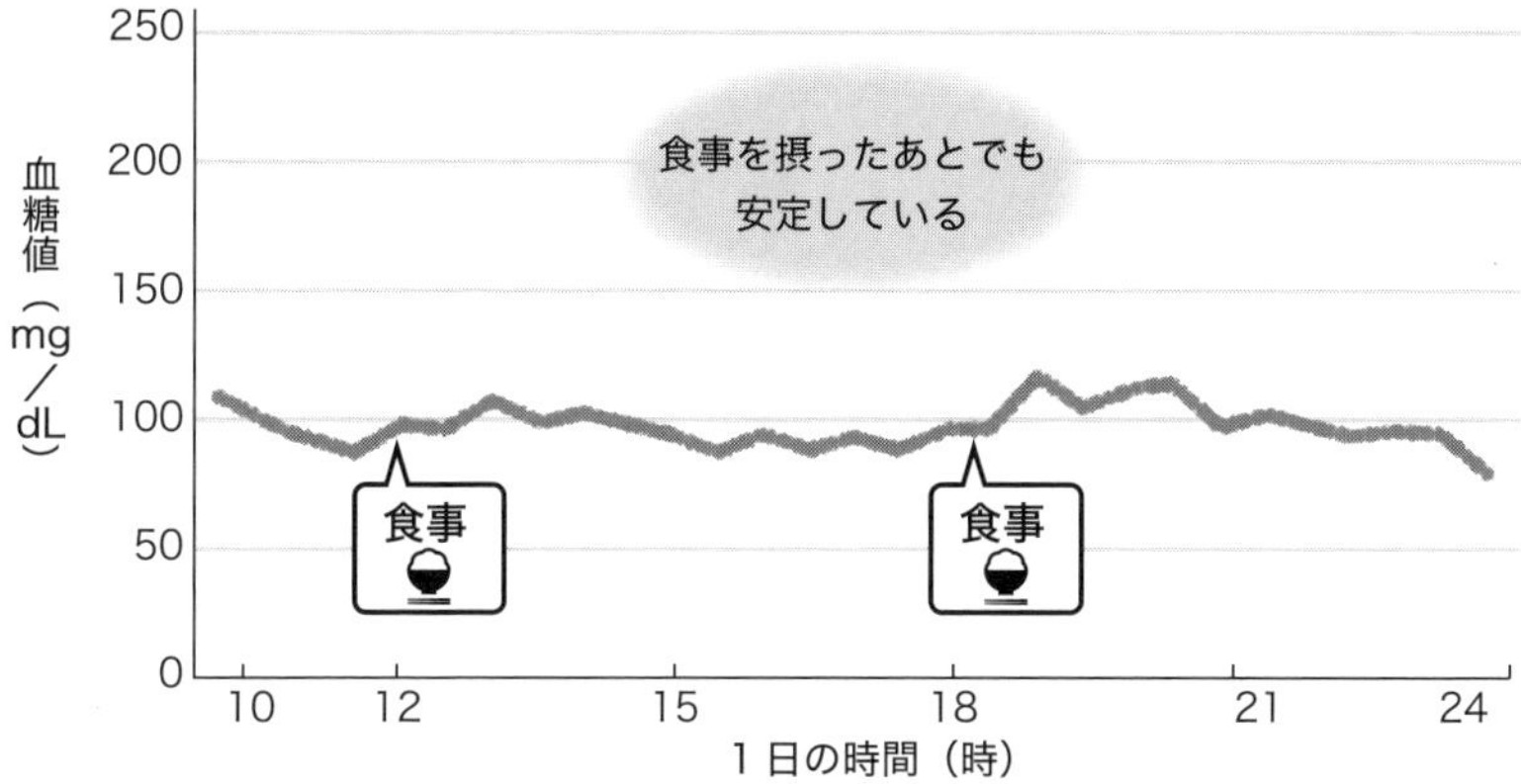

食後血糖値の上昇はなだらか。140mg/dL を超えることは稀《まれ》。

血糖値スパイク（例）

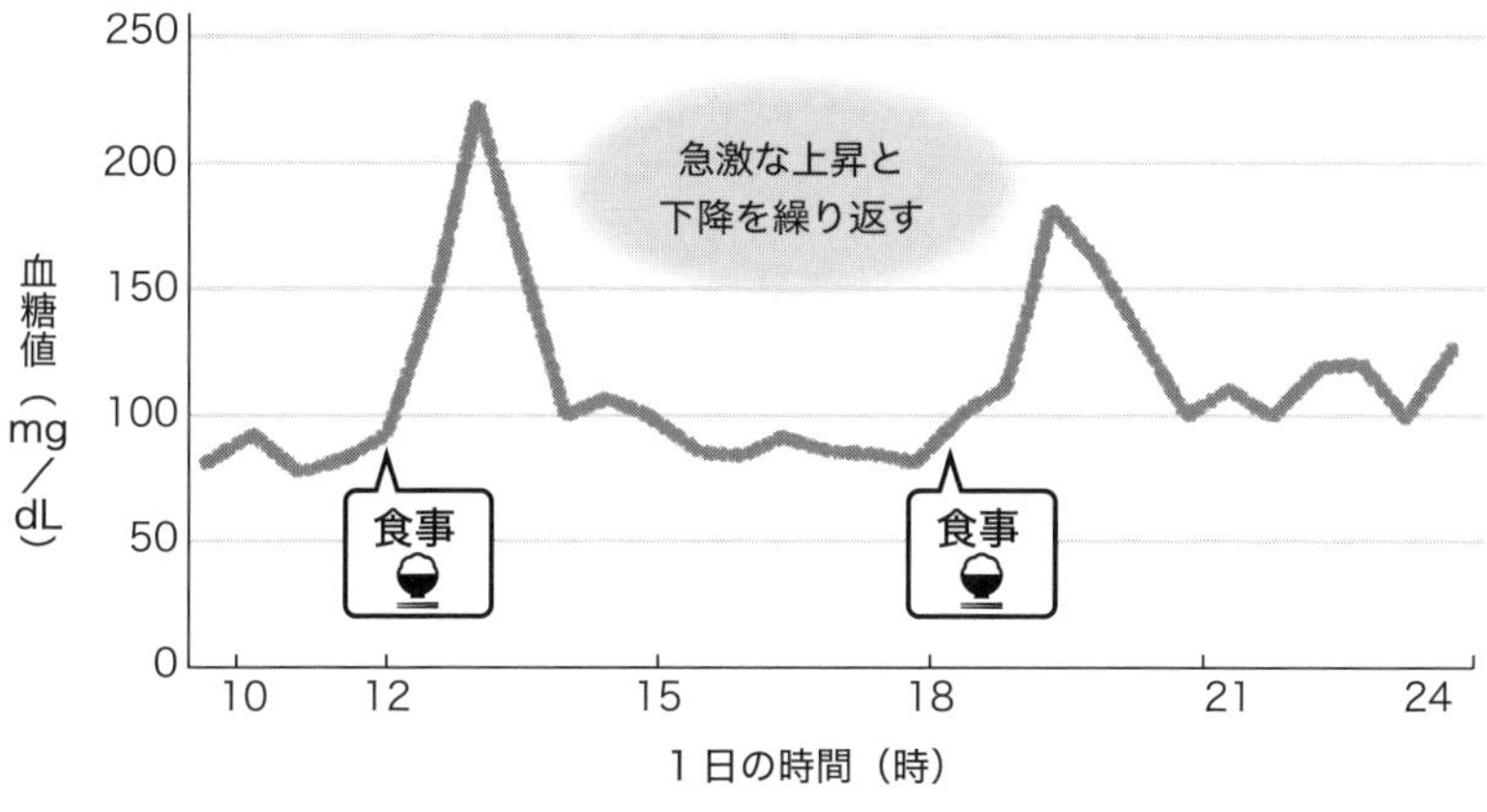

食後血糖値が急激に上昇し 140mg/dL を超える。
その後、急降下して低血糖状態に陥る。

こんな症状が見られたら血糖値スパイクかも?!

血糖値スパイクは、年齢や性別、体型に関係なく生じると言われており、やせている方や若い人でも、決して他人事《ひとごと》ではありません。食後高血糖は、自覚症状がほとんどありませんが、血糖値スパイクが起こっている人は、食後に血糖値上昇のあとの急降下により、左に挙げるような低血糖症状が見られることが多くあります。

食後高血糖や血糖値スパイクが気になる人は、市販の尿検査薬やデジタル尿糖計、家庭用尿検査試験紙、血糖自己測定器などを使って、自分でチェックしてみるのもよいでしょう。

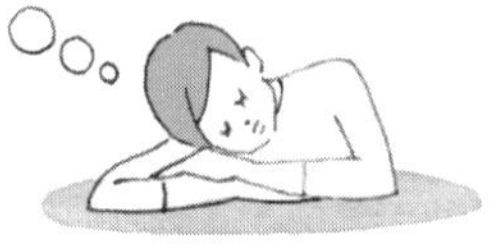
強い眠気

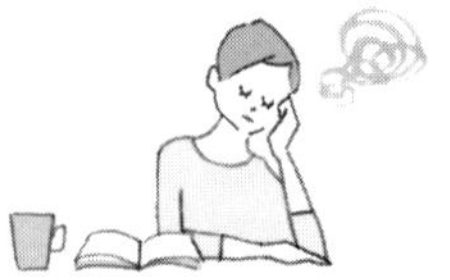
集中力の低下

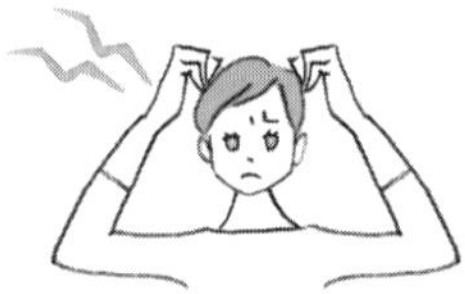
イライラ

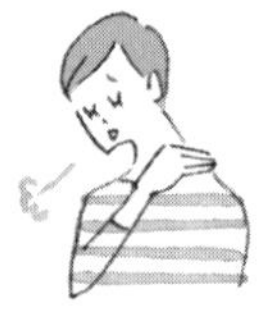
体がひどくだるい

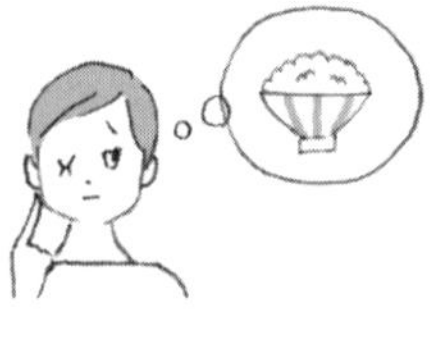
食べたばかりなのに空腹感

糖尿病は日本人にとって宿命的な国民病?!

「糖質の多い食事」＋「インスリン分泌が少ない」のダブルパンチ

残念なことに高血糖は、私たち日本人にとっては「宿命的な症状」と言ってよいかもしれません。その理由として、次の2つが挙げられます。

ひとつは、日本人の多くが糖質の多い食生活を送っていること。具体的な食材はPART3で改めて紹介しますが、三大栄養素のエネルギー比率のうち、糖質（炭水化物）の占める割合を国別に調べたデータを見ると、アメリカ50％、フランス45・3％に対して、日本は58％と報告されています。

2つめに、日本人のインスリンの分泌量が欧米人の約半分であること。つまり、日本人は糖質の多い食生活をしているうえに、血糖値を下げるインスリンの分泌量が比較的少ないのです。そのため、欧米人に比べて血糖値が上がりやすく、たとえやせていても、高血糖や糖尿病になるリスクが高いのです。

インスリン分泌量の違い

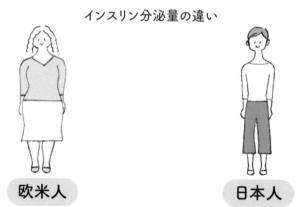

欧米人

インスリンの分泌が多い。糖尿病患者はかなり太っていることが多い。

日本人

インスリンの分泌が少ない。糖尿病でも太っていない患者もいる。

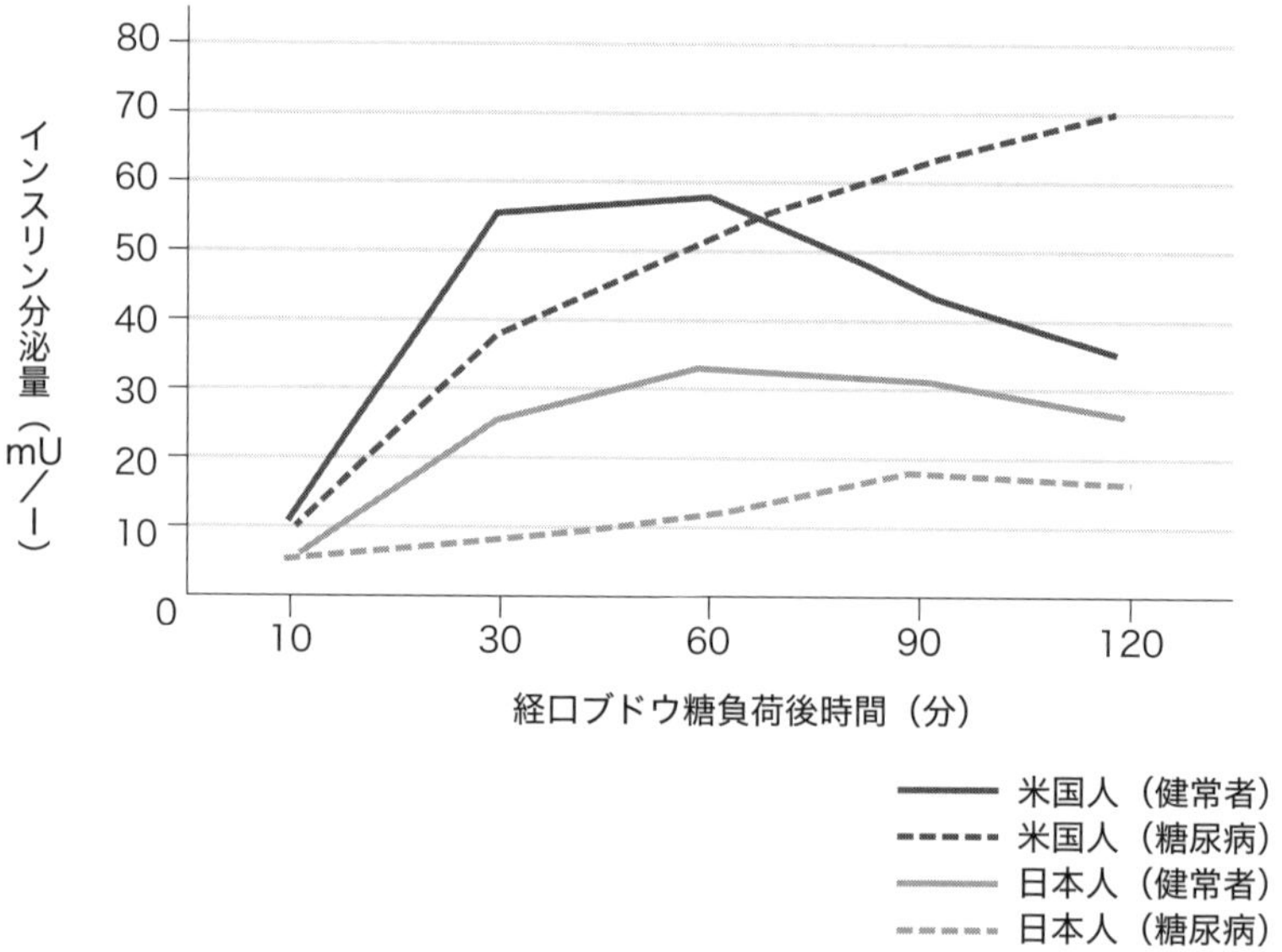

Tripathy et al.,Diabetes 49,975(2000)&Fukushima et al.,Diabetes Res.Clin.Pract 66,S37（2004）より一部改変。

糖尿病の診断

糖尿病の判定方法は4つあります

食後高血糖や血糖値スパイクなどのサインを見過ごすと、空腹時でも血糖値が下がらない、本物の糖尿病へと至ってしまいます。糖尿病を発症しても、初期の頃は特に症状が表れないため、のちに説明する重篤な合併症が生じて初めて気づく場合も少なくありません。次の4点のいずれかが確認された場合、「糖尿病型」と判定されます（『糖尿病治療ガイド2020－2021』日本糖尿病学会編・著）。

①早朝空腹時血糖値126mg／dL以上
②75グラム経口ブドウ糖負荷試験（注1）で、2時間値200mg／dL以上
③随時血糖値（注2）200mg／dL以上
④ヘモグロビンA1cが6・5％以上

血糖値とヘモグロビンA1cがともに糖尿病型なら初回検査で診断がつきます

ただし、それで確定というわけではなく、糖尿病と診断するには、別の機会に行なった検査で前記の「糖尿病型」を再確認し、初回検査と再検査の少なくとも一方で、必ず判定基準を満たしていることが必要で、ヘモグロビンA1cのみの反復検査による診断は不可となっています。

血糖値とヘモグロビンA1cを同時に測定し、ともに「糖尿病型」であることが確認されれば、初回検査のみで糖尿病と診断します。

さらに、血糖値が「糖尿病型」を示し、かつ次の4項目のいずれかが認められる場合は、初回検査だけでも糖尿病と診断します。

□口渇（のどや口の中が渇く）
□多飲（水分を摂る量が増えた）
□多尿（排尿の回数が増えた）
□体重減少

27ページの注
注1：ブドウ糖負荷試験＝空腹時に75ｇのブドウ糖を経口摂取し、30分、60分、120分後に採血し、血糖値を測定する検査法。
注2：食事の時間を問わずに測定した血糖値。

本当に怖いのは合併症

合併症が生じるまで放置される場合が少なくありません

糖尿病が怖いのは、高血糖の状態が続くことにより、長い年月をかけて全身の血管が蝕まれていくところです。大動脈のような太い血管から、末梢に分布する毛細血管まで、血液が流れているすべての血管に悪い影響を及ぼします。

初期の段階では自覚症状がほとんどないため、健康診断などで高血糖を指摘されても、特に対策を講じる必要を感じず、結果的に糖尿病の進行を促す生活習慣を続けてしまう人が少なくありません。放置している間に体のあちこちの血管が障害され、重篤な合併症が表れて初めて、糖尿病の本当の怖さを実感することになるのです。

糖尿病の合併症は数多くありますが、そのうち、毛細血管の障害によって起こる代表的な三大合併症と、大血管の障害によって併発しやすい病気について、順に説明していきましょう。

本当は怖い合併症

三大合併症① 糖尿病性網膜症

成人の失明原因の第2位

目の網膜《もうまく》（眼球の奥にある組織）の毛細血管が傷ついたり詰まったりして起こるのが、糖尿病性網膜症です。血糖コントロールがうまくできていないと、糖尿病を発症して数年〜10年で発症します。放っておくと失明につながるリスクが高く、日本では成人の失明原因の第2位となっています。

しかし、定期的に精密な眼底検査を受けていると、進行状況を視覚的に確認でき、そのつど適切な治療を行なうことで、失明に至るリスクを減らすことができます。

初期の段階では、小さな出血や毛細血管瘤《りゅう》、一部の血管の閉塞、白斑《はくはん》（シミ）などが生じてきます。この段階であれば、血糖コントロールをしっかり行なうことで症状を改善することが可能ですが、自覚症状がほとんどないため、気づかないうちに次の段階に進んでしまうことがほとんどです。

閉塞した血管を補完するはずの新生血管が失明のリスクに

中期の段階になると、多くの血管が閉塞するとともに、低下した血流を補うために新しい血管（新生血管）が出現します。

しかし、新生血管は脆《もろ》くて出血しやすいことからほとんど役には立たず、むしろ目の組織にダメージを及ぼす危険な存在となります。新生血管の増殖を抑えるレーザー治療（網膜光凝固術）を行なうと、失明につながるリスクは軽減すると言われていますが、この段階でも自覚症状がほとんどないため、気づかずに放置される場合が少なくありません。

新生血管が硝子体《しょうしたい》（目でレンズの役割をしている組織）にまで伸び、そこで破れて出血が起こると、視力の急激な低下が起こります。さらに、網膜剥離《はくり》や緑内障などを併発すると、失明につながる重大なリスクとなります。

高血糖や糖尿病とわかった段階から、眼科に定期的に通って目の状態を随時把握するとともに、運動療法と食事療法に努め、必要に応じて薬物療法も行ないながら血糖値をコントロールすることが、網膜剥離や失明を予防するうえで、もっとも重要です。

本当は怖い合併症

三大合併症② 糖尿病性腎症

人工透析を導入する原因の第1位です

糖尿病は、腎臓に大きなダメージを及ぼします。

腎臓の糸球体《しきゅうたい》と呼ばれる部分は、血液をきれいに保つ「濾過装置《ろかそうち》」のような役割を果たしています。血液が糸球体を通過する過程で、不要なものは尿として排出され、必要な成分だけを再び吸収して、体の中に戻しているのです。

糸球体は毛細血管が集まってできているため、高血糖の状態が続くと、糸球体の毛細血管がどんどん障害されて、血液を濾過する機能が大幅に低下します。これが「腎症《じんしょう》」と呼ばれる状態です。

糸球体の働きが低下すると、血液中の老廃物を充分に排出できなくなります。そのまま放置すると、濾過機能が完全に崩壊して尿毒症《にょうどくしょう》(排泄《はいせつ》されるべき老廃物が血液中に残ってしまう状態)を起こし、人工透析の導入が必要となります。

糖尿病腎症の病期分類

病期	尿アルブミン値 (mg/gCr)あるいは 尿タンパク値(g/gCr)	GFR (eGFR) (m L/ 分 /1.73m^2)
第 1 期（腎症前期）	正常アルブミン尿 (30 未満)	30 以上[注 1)]
第 2 期（早期腎症期）	微量アルブミン量 (30 ～ 299)[注 2)]	30 以上
第 3 期（顕性腎症期）	顕性アルブミン尿 (300 以上) あるいは 持続性タンパク尿 (0.5 以上)	30 以上[注 3)]
第 4 期（腎不全期）	問わない[注 4)]	30 未満
第 5 期（透析療法期）	透析療法中	

注 1）GFR60 m L/ 分 /1.73m^2 未満の症例は CKD（慢性腎臓病）に該当し、糖尿病腎症以外の原因が存在しうるため、他の腎臓病との鑑別診断が必要である。
注 2）微量アルブミン尿を認めた症例では、糖尿病腎症早期診断基準に従って鑑別診断を行なったうえで、早期腎症と診断する。
注 3）顕性アルブミン尿の症例では、GFR60mL/ 分 /1.73m^2 未満から GFR に低下に伴い腎イベント（eGFR の半減、透析導入）が増加するため、注意が必要である。
注 4）GFR30 m L/ 分 /1.73m^2 未満の症例は、尿アルブミン値あるいは尿タンパク値にかかわらず、腎不全期に分類される。しかし、特に正常アルブミン尿・微量アルブミン尿の場合は、糖尿病腎症以外の腎臓病との鑑別診断が必要である。

【重要な注意事項】本表は糖尿病腎症の病期分類であり、薬剤使用の目安を示した表ではない。糖尿病治療薬を含む薬剤、特に腎排泄性薬剤の使用にあたっては、GFR 等を勘案し、各薬剤の添付文書に従った使用が必要である。
糖尿病性腎症合同委員会：糖尿病性腎症病期分類 2014 の策定（糖尿病性腎症病期分類改訂）について。糖尿病 57：529-534,2014 より一部改変。

本当は怖い合併症 三大合併症③ 糖尿病性神経障害

感覚神経、運動神経、自律神経に障害が起こります

糖尿病は、神経障害を誘発することもよく知られています。原因としては、高血糖が続くことで血流が悪くなり、神経細胞に充分な酸素と栄養素が届かなくなることと、神経細胞の中に余計な物質（ソルビトール）が溜まることが関係していると考えられています。

三大合併症の中で最初に表れる症状で、初期の段階から自覚症状のあるところが、先の2つと異なる特徴です。

糖尿病の神経障害は、中枢神経から枝分かれして伸びている末梢神経（感覚神経、運動神経、自律神経）で起こります。そのため、全身にさまざまな症状が表れます。手足のしびれや痛みをはじめ、感覚の鈍麻《どんま》、味覚障害、発汗異常、排尿障害、勃起《ぼっき》障害などがその代表です。

足の切断を余儀なくされる患者さんも少なくありません

神経障害による症状は、日常生活に大きな支障をきたします。手のしびれや痛みが起こると、自分で衣服を着ることもできなくなり、文字を書くこと、箸を持つこと、女性の場合は自分でメークをすることも難しくなります。あるいは、感覚神経が麻痺《まひ》すると、足の指先などの傷や火傷《やけど》に気づかず、壊疽《えそ》（組織が腐敗した状態）を起こして、切断を余儀なくされる場合も少なくありません。

また、心臓の神経が障害されると、心筋梗塞や狭心症を起こしても痛みを感じなくなるため、発見が遅れて命に関わる場合も出てきます。そのほか、神経障害が起こると、不整脈や呼吸停止の発症リスクも高まります。

初期の段階であれば、血糖コントロールを徹底することで改善できます。神経障害は早い時期から自覚症状が出てきますので、手足のしびれなどを感じたら、すぐに主治医に相談してください。

定期的に検査を受けて血糖コントロールに努めるとともに、神経細胞を改善する薬物療法もあります。壊疽を防ぐために、足を毎日チェックすることが大切です。

本当は怖い合併症

大血管の障害によって併発しやすい病気

虚血性心疾患

虚血性心疾患は、心臓（心筋）を養っている冠動脈の内腔が、動脈硬化の進行で細くなったり硬くなったりして、血流が悪くなることで起こる疾患です。一時的に血流が滞ることで発症する「狭心症」と、血流が完全に止まってしまう「心筋梗塞」の2種類に分けられます。

糖尿病で高血糖の状態が続くと、血管内壁が障害されてコレステロールなどの脂質が付着し、プラーク（こぶ）ができやすくなります。これが動脈硬化を加速し、虚血性心疾患の重大な引き金となるのです。

糖尿病の人は、そうでない人に比べて心筋梗塞を起こす確率が3倍以上とも言われています。

また、ヘモグロビンA1c値と大血管障害の発症または死亡との間には、Jカーブ現象（いったん低下するが、その後、長期的に上昇する現象）が見られ、ヘモグロビンA1c高値だけでなく、ヘモグロビンA1c低値にも注意する必要があります。

さらに、前節で述べたように、糖尿病で神経障害が起こっている人は、虚血性心疾患の痛みに気づかない場合があるので、定期的に冠動脈の状態を調べておくとよいでしょう。

脳梗塞

動脈硬化が進むと、先に述べたプラーク（こぶ）が肥大したり剝離したりして血栓となり、血流が低下、あるいはストップしてしまいます。これが脳の血管で起こるのが脳梗塞です。脳はいわば「体の指令塔」ですから、脳の血管が詰まると命に関わるほか、命が助かったとしても深刻な後遺症が残る場合が多くあります。体の片側の麻痺や言語障害、感覚障害がその代表です。

糖尿病の人は、そうでない人に比べて脳梗塞の発症リスクが2~4倍も高いと言われています。また、脳梗塞とひと口に言っても、太い血管が詰まって起こる「アテローム血栓性脳梗塞」と、細い血管が詰まって起こる「ラクナ梗塞」、さらに心臓で生じた血栓が脳の血管に詰まって起こる「心原性脳塞栓症」の3つに分けられますが、糖尿病の人はどのタイプの脳梗塞も起こりやすいことが、厚生労働省研究班の調査で明らかにされています。

閉塞性動脈硬化症

足の太い血管も、動脈硬化が進むと血流が悪くなったり詰まったりします。「閉塞性動脈硬化症」と呼ばれる症状です。

糖尿病の人が神経障害を合併すると、足先の傷や火傷に気づかずに壊疽を起こして、足の切断を余儀なくされることがあることは先にもお話ししました。実は、足の壊疽の発生には複合的な要因が関わっており、閉塞性動脈硬化症もそのひとつです。

閉塞性動脈硬化症の人は、虚血性心疾患や脳梗塞なども起こりやすい状態にあることから、重症化した閉塞性動脈硬化症の2年生存率は5割程度とも言われています。

足のしびれや冷え、痛み、足の皮膚の変色、間欠性《かんけっせい》跛行《はこう》（歩くと足に痛みが出て歩けなくなるが、少し休むと再び歩けるようになる症状）などを自覚したら、すぐに医師に相談してください。

本当は怖い合併症

糖尿病の高齢患者が併発しやすい病気

糖尿病に加齢がプラスされると合併症のリスクが高まります

糖尿病に併発しやすい疾病の中で、特に高齢の方が気をつけたいものについても説明しましょう。

感染症

年齢を重ねるごとに、免疫力（感染症や疾病に対する抵抗力）は低下します。加えて、糖尿病が免疫力を下げる大きな要因となることから、糖尿病の高齢患者さんは感染症の発症リスクが高く、発症すると重篤化しやすいのも特徴です。風邪《かぜ》をひいただけでも気管支炎や肺炎へと重症化することもあります。

そのほか、尿路感染症、敗血症、足の壊疽につながる皮膚感染症などもよく見られます。また、70代以上の高齢者は、若年時に感染した結核菌が休眠状態で体内に潜伏している場合があり、その結核菌が糖尿病の進行につれて再活性化することもあります。新型コロナウイルス感染症も、高齢者のほうが重症化しやすいと言われています。

認知症

糖尿病や高血糖の人は、そうでない人に比べて、アルツハイマー型認知症になるリスクが4・6倍とも言われています。高血糖や糖尿病の初期は、インスリン抵抗性によるインスリンの過剰分泌が起こっているため、本来、アルツハイマー型認知症の原因物質のひとつとされるアミロイドβ《ベータ》の分解にも働くインスリン分解酵素が不足することが、ひとつの原因であると考えられています。

また、糖尿病の患者さんが合併しやすい、先にも述べたラクナ梗塞（脳の細い血管が詰まって起こる脳梗塞）は、脳血管性認知症のリスク因子として知られています。血糖値が高いと、脳血管性認知症のリスクが3倍になるとも言われています。

このように糖尿病と認知症はもともと関係が深いのですが、「加齢」という要素が加わると、より相関性が強まります。

高齢者の糖尿病は、認知機能の低下および認知症の危険因子であり、高血糖の段階でも危険因子になる可能性が示唆されています。

また、高齢の糖尿病の患者さんは、糖尿病でない人と比べて、遂行機能（注意力、情報処理、視空間認知、言語流暢性《りゅうちょうせい》、計画・判断などの高い認知能力）が低く、それが原因で食習慣や運動習慣に支障をきたし、さらに高血糖が促されるという悪循環に陥ることも危惧されています。

アメリカで行なわれた研究では、認知機能を良好に保つには、ヘモグロビンA1cを7・0％未満に保つことが効果的であるという報告もあります。

サルコペニア

サルコペニアとは、加齢や病気が原因で、全身の筋肉量の減少、筋力の低下、身体機能の低下が起きる状態を指します。高齢であることはもとより、糖尿病もサルコペニアの危険因子のひとつです。

サルコペニアは、高齢者の転倒・骨折につながりやすく、転倒・骨折によって活動性が低下すると、さらにサルコペニアが進行し、糖尿病の重症化につながる可能性が高まります。

糖尿病の治療①

運動療法と食事療法が基本

薬物療法はあくまで対症療法。根本的な治療薬はありません

ひとたび糖尿病になると、以前の状態に回復するのは困難です。糖尿病の治療目標は〝治す〟ことではなく、合併症の発症や進展をいかに抑え、ＱＯＬ（日常生活の質：Quality Of Life）を高く保ち、健康寿命を延伸できるかが重要となります。

それを実現するには、医師や専門家の指示のもとで、運動と食事を中心とした生活習慣の改善に取り組む必要があります。運動療法と食事療法を2～3カ月続けても、血糖値のコントロールがうまくいかないときに、薬物療法を併用するのが一般的です。初診時の重症度によっては、最初から薬を使用することもあります。

いずれの場合も、「薬を飲んでいれば大丈夫」と楽観的に捉えて、運動療法と食事療法を疎《おそろ》かにすると、これまでにお話ししてきたような、重篤な合併症を引き起こすことになります。

糖尿病の薬の種類

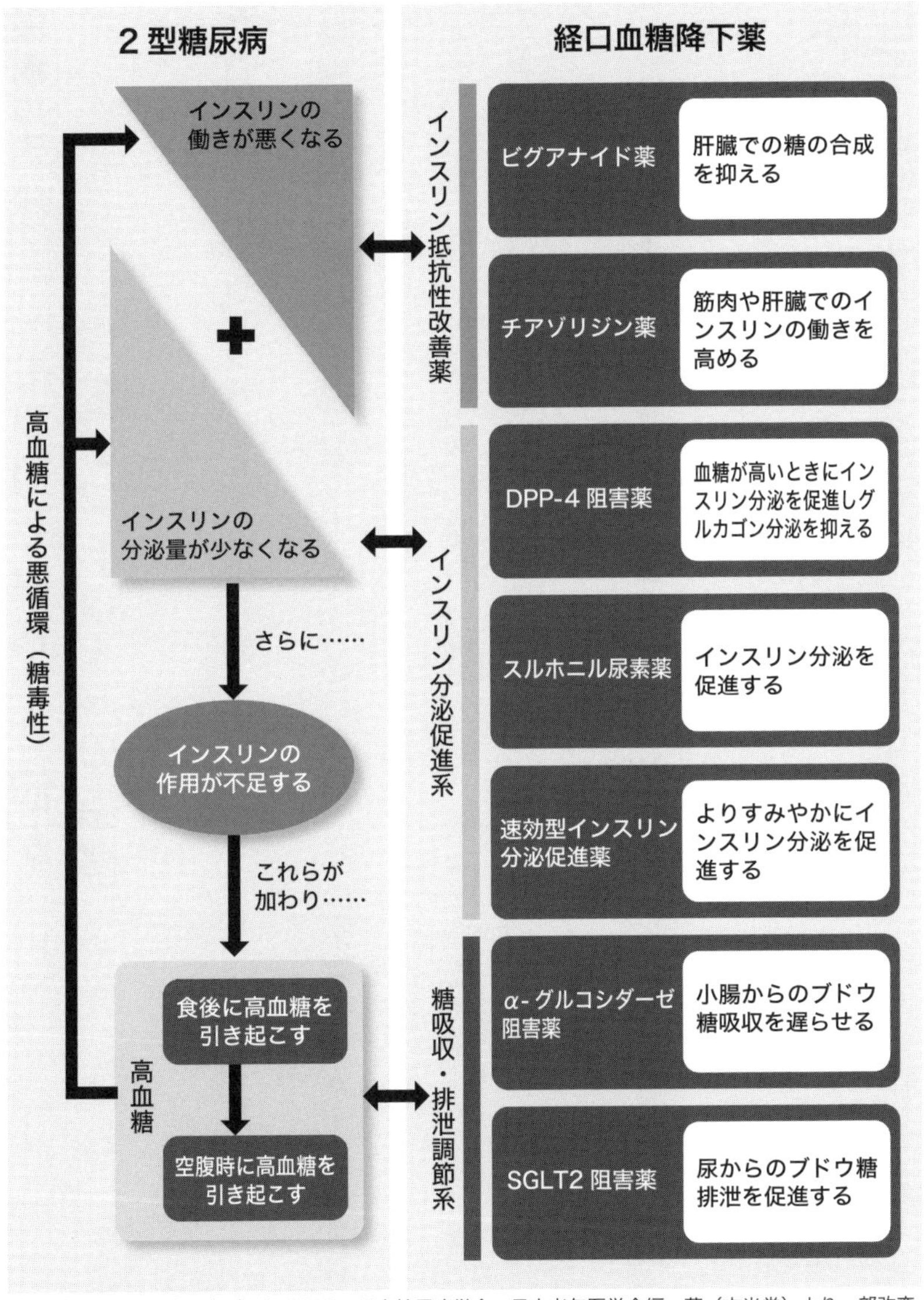

『高齢者糖尿病治療ガイド 2018』日本糖尿病学会・日本老年医学会編・著（文光堂）より一部改変。

糖尿病の治療②

ヘモグロビンA1c値が血糖コントロールの指標

65歳以上のヘモグロビンA1c値は少し高めに設定します

糖尿病の治療における血糖コントロールの指標は、ヘモグロビンA1c値を重視し、主要な判定はこれによって行ないます。

そして、治療目標は年齢、罹病《りびょう》期間、臓器障害、低血糖の危険性、サポート体制などを考慮して個別に設定し、左図のような目標に応じたヘモグロビンA1c値を推奨しています。

加えて、65歳以上の高齢者については、認知機能、ADL（日常生活動作）、合併症、重症低血糖の可能性などを考慮して目標とするヘモグロビンA1c値を決定するため、65歳以上のヘモグロビンA1cの目安は少し高めに設定されています（46ページ参照）。

これは、高齢者の低血糖（次節参照）を防ぐためです。

血糖コントロール目標（ヘモグロビンA1c値）

	コントロール目標値注4)		
目標	血糖正常化を目指す際の目標 注1)	合併症予防のための目標 注2)	治療強化が困難な際の目標 注3)
ヘモグロビンA1c（%）	6.0未満	7.0未満	8.0未満

治療目標は年齢、罹病期間、臓器障害、低血糖の危険性、サポート体制などを考慮して個別に設定する。


注1）適切な食事療法や運動療法だけで達成可能な場合、または薬物療法中でも低血糖などの副作用なく達成可能な場合の目標とする。

注2）合併症予防の観点からヘモグロビンA1cの目標値を7%未満とする。対応する血糖値としては、空腹時血糖値130mg/dL未満、食後2時間血糖値180mg/dL未満をおおよその目安とする。

注3）低血糖などの副作用、その他の理由で治療の強化が難しい場合の目標とする。

注4）いずれも成人に対しての目標値であり、また妊婦例は除くものとする。


『糖尿病治療ガイド2020-2021』日本糖尿病学会編・著（文光堂）

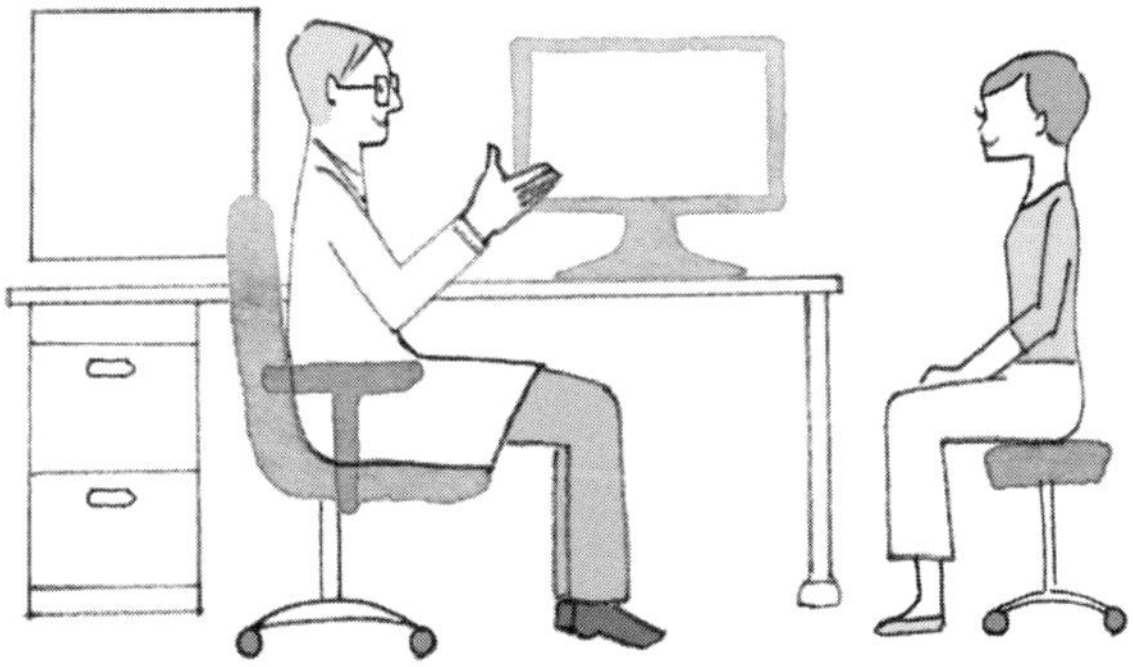

高齢者糖尿病の血糖コントロール目標（ヘモグロビンA1c値）

患者の特徴・健康状態 注1)		カテゴリーI		カテゴリーII	カテゴリーIII
		①認知機能正常 かつ ②ADL （日常生活動作）自立		①軽度認知障害～ 軽度認知症 または ②手段的ADL低下、 基本的ADL自立	①中等度以上の認知症 または ②基本的ADL低下 または ③多くの併存疾患や機能障害
重症低血糖が危惧される薬剤（インスリン製剤、SU薬、グリニド薬など）の使用	なし 注2)	7.0%未満		7.0%未満	8.0%未満
	あり 注3)	65歳以上 75歳未満 7.5%未満 （下限6.5%）	75歳以上 8.0%未満 （下限7.0%）	8.0%未満 （下限7.0%）	8.5%未満 （下限7.5%）

治療目標は年齢、罹病期間、低血糖の危険性、サポート体制などに加え、高齢者では認知機能や基本的ADL、手段的ADL、併存疾患なども考慮して個別に設定する。ただし、加齢に伴って重症低血糖の危険性が高くなることに充分注意する。

注1）認知機能や基本的ADL（着衣、移動、入浴、トイレの使用など）、手段的ADL（IADL：買い物、食事の準備、服薬管理、金銭管理など）の評価に関しては、日本老年医学会のホームページ（https://www.jpn-geriat-soc.or.jp/）を参照する。エンドオブライフの状態では、著しい高血糖を防止し、それに伴う脱水や急性合併症を予防する治療を優先する。

注2）高齢者糖尿病においても、合併症予防のための目標は7.0%未満である。ただし、適切な食事療法や運動療法だけで達成可能な場合、または薬物療法の副作用なく達成可能な場合の目標を6.0%未満、治療の強化が難しい場合の目標を8.0%未満とする。下限を設けない。カテゴリーIIIに該当する状態で、多剤併用による有害作用が懸念される場合や、重篤な併存疾患を有し、社会的サポートが乏しい場合などは、8.5%未満を目標とすることも許容される。

注3）糖尿病罹病期間も考慮し、合併症発症・進展阻害が優先される場合には、重症低血糖を予防する対策を講じつつ、個々の高齢者ごとに個別の目標や下限を設定してもよい。65歳未満からこれらの薬剤を用いて治療中であり、かつ血糖コントロール状態が図の目標や下限を下回る場合には、基本的に現状を維持するが、重症低血糖に充分注意する。グリニド薬は、種類・使用量・血糖値等を勘案し、重症低血糖が危惧されない薬剤に分類される場合もある。

【重要な注意事項】糖尿病治療薬の使用にあたっては、日本老年医学会編「高齢者の安全な薬物療法ガイドライン」を参照すること。薬剤使用時には多剤併用を避け、副作用の出現に充分に注意する。

『糖尿病治療ガイド2020-2021』日本糖尿病学会編・著（文光堂）

血糖値が低すぎても脳や体に悪影響を及ぼす

高齢者の低血糖が異常行動につながることもあります

高血糖や、高血糖が慢性的に続く糖尿病の怖さについてお話ししてきましたが、血糖値が下がりすぎる「低血糖」も、高血糖と同じくらい危険な状態です。糖は、体にとっての「エネルギー源」としてとても重要であり、不足すると全身の組織の働きが鈍くなります。

特に、脳にとっては糖（ブドウ糖）が唯一のエネルギー源ですから、血糖が極端に減ってしまうと、自律神経や中枢神経の機能低下に伴う症状が表れてきます。動悸《どうき》、発汗、脱力、不安、頻脈《ひんみゃく》、手指のふるえ、顔面蒼白《そうはく》、頭痛、目のかすみ、眠気、意識レベルの低下などがそうです。

高齢者では、低血糖で異常行動が表れることがあり、認知症と誤解されることもあります。

睡眠時低血糖に注意（例）

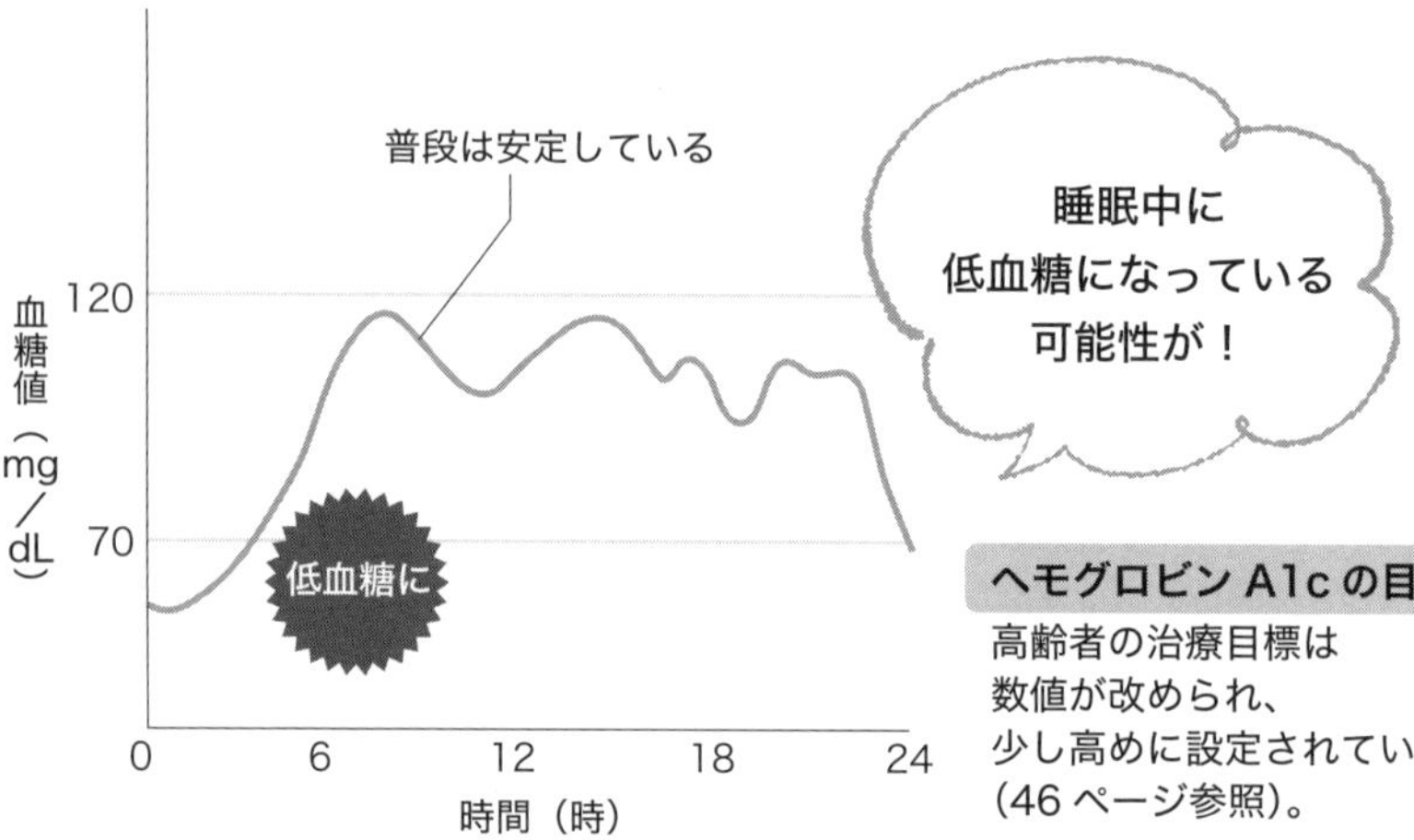

ヘモグロビンA1cの目安

高齢者の治療目標は
数値が改められ、
少し高めに設定されている
（46ページ参照）。

睡眠時低血糖にも注意しましょう

低血糖が起こる原因としては、薬の種類や量の誤りのほか、糖質を大幅に制限した食事、激しい運動、飲酒なども挙げられます。

睡眠中に悪夢を見たり、起床時に頭痛がしたりする場合は、特に睡眠時低血糖が疑われます。

睡眠中の低血糖は、脳や内臓に悪影響を及ぼすため、死亡率が上がるというデータもあります。

特に高齢者の方は、血糖値は高すぎず低すぎず、適度がよいというのが新しい常識となっています。

食後30分以内の軽い運動が効果的

運動のベストタイミングは「食後30分以内」です

血糖値やヘモグロビンA1cを「高すぎず低すぎず」適度にコントロールするには、薬に頼らずに適度な運動療法と食事療法を心がけることがもっとも大切です。特に糖尿病の前段階の食後高血糖に対しては、運動と食事を中心とした生活習慣を見直すだけで、血糖値を正常範囲に改善することも不可能ではありません。

食事についてはPART3で改めて紹介しますが、運動については軽いものを行なうだけでも、かなりの効果が期待できます。特に、食事をしたあと30分以内に運動をすると、食事で増えた血糖がエネルギーとして消費されるので、血糖値を下げるうえで非常に効果的です。

血糖値を正常範囲に回復させるための運動のベストタイミングは「食後30分以内」と覚えておきましょう。

●筋肉が増えると血糖を貯蔵するスペースが広がります

食後30分以内の運動は、毎日続けて行なうことが大切です。運動を継続的に行なうと、体の筋肉量が増えるからです。

筋肉は、糖の貯蔵庫でもありますから、筋肉が増えるとブドウ糖の受け入れ先が多くなります。すると、血糖がどんどん筋肉へ取り込まれて血糖値の上昇が抑えられるとともに、筋肉内での糖代謝が活発になり、基礎代謝もアップします。

逆に言うと、運動不足や加齢によって筋肉が減ると、糖の貯蔵スペースが小さくなって、血液中に余剰の糖が増え、血糖値が上がりやすくなるのです。

また、筋肉への糖の取り込みが増加すると、インスリンの節約にもつながり、膵臓《すいぞう》の負担も軽減します。これは、食後高血糖から糖尿病へ進むのを防ぐうえでも効果的です。

さらに、運動をすると脂肪組織に蓄えられている中性脂肪もエネルギー源として消費されるのでダイエットにも役立ち、内臓脂肪も減って、糖尿病の合併症対策にも有効となります。

血糖値・ヘモグロビンA1cは寝ながら「降糖」ストレッチで下げる！

「筋トレ＋有酸素運動」は血糖値の安定にとても有効ですが……

糖尿病の運動療法としてもっともおすすめなのは、「筋トレ」と「有酸素運動」の組み合わせです。

筋トレで筋肉を増やすと、血糖値の上昇を抑えるうえで役立つことは、先に述べた通りです。そこに有酸素運動をプラスすると、血糖や脂肪を効率よく燃焼させることができます。いちばん簡単な有酸素運動としては、ウォーキングがあります。軽度の高血糖であれば、筋トレとウォーキングを続けるだけで、血糖値の安定にかなりの効果が得られます。とはいえ、運動習慣がない人は、毎日の「筋トレ＋有酸素運動」を継続すること自体にストレスを感じる場合も、少なくないと思います。

ストレスは糖尿病の引き金になりますから、運動がストレスになっては本末転倒です。そこでおすすめしたいのが、本書で紹介する『寝ながら「降糖」ストレッチ』です。

気軽に続けることがいちばんのポイントです

一般的なストレッチは糖尿病の運動療法に適さないというのが、従来の専門家の見解でした。しかし近年になって、ストレッチも血糖値を下げるうえで効果的であることが明らかになってきています。

そこで本書のＰＡＲＴ2では、食後、簡単にできる『寝ながら「降糖」ストレッチ』を紹介します。どれも動きはとてもシンプルですが、その効果は確実です。全身の細胞を活性化し、血液の流れをよくすることから、食後高血糖や糖尿病はもとより、生活習慣病全般に対して効果が期待できます。できれば食後30分以内に、1～3分を目安に取り組んでみてください。

また、家事の合間や気が向いたときに「もうひとがんばり」やってみると効果がさらに期待できる『もっと！「降糖」ストレッチ』もあわせて紹介しています。

運動療法で大事なのは継続して行なうことですから、無理やストレスのないものが適しています。ストレッチの全部を毎回行なう必要はありません。気分や体調に合うものを気軽にチョイスして、できるだけ長く続けられるようにしてください。

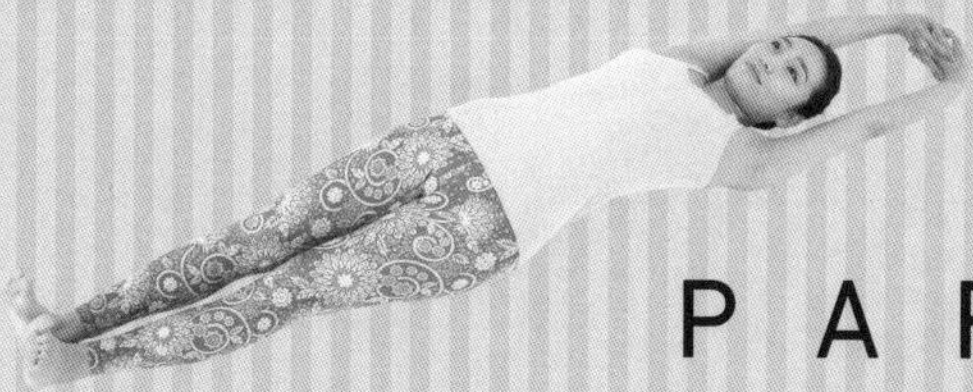

PART 2

ヘモグロビンA1cを下げる！ 寝ながら「降糖」ストレッチ

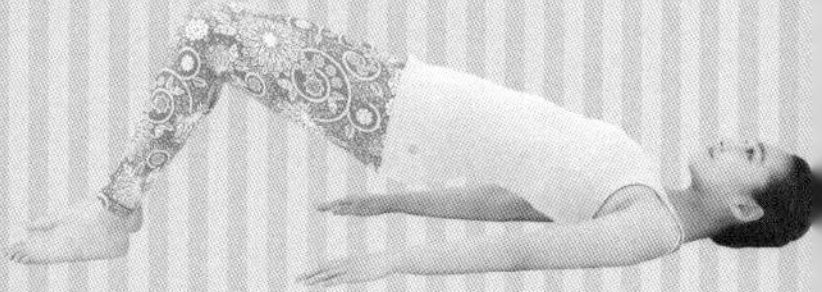

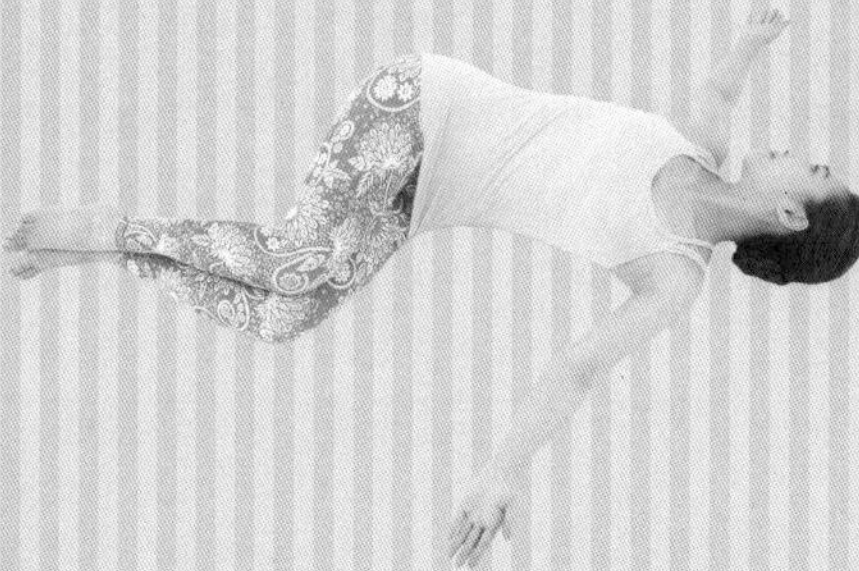

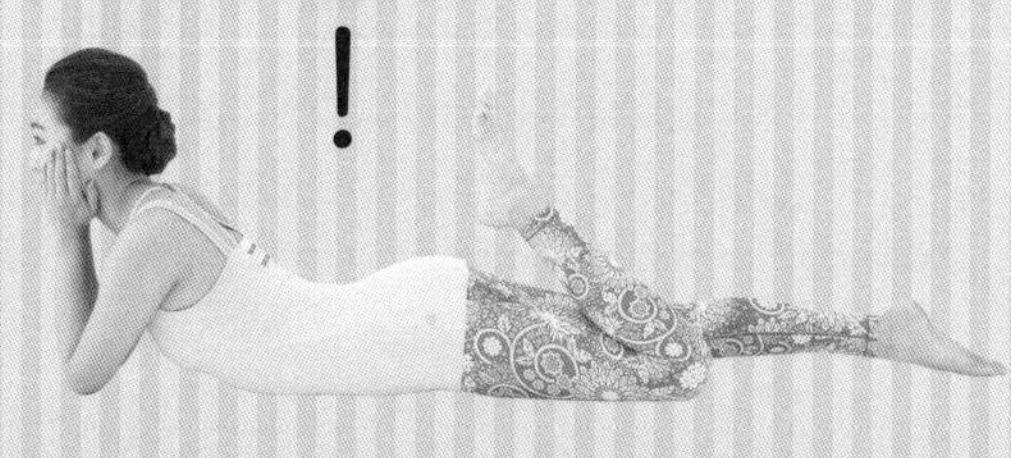

寝ながら「降糖」ストレッチ①

思いっきり伸び

1 リラックスして寝そべりましょう

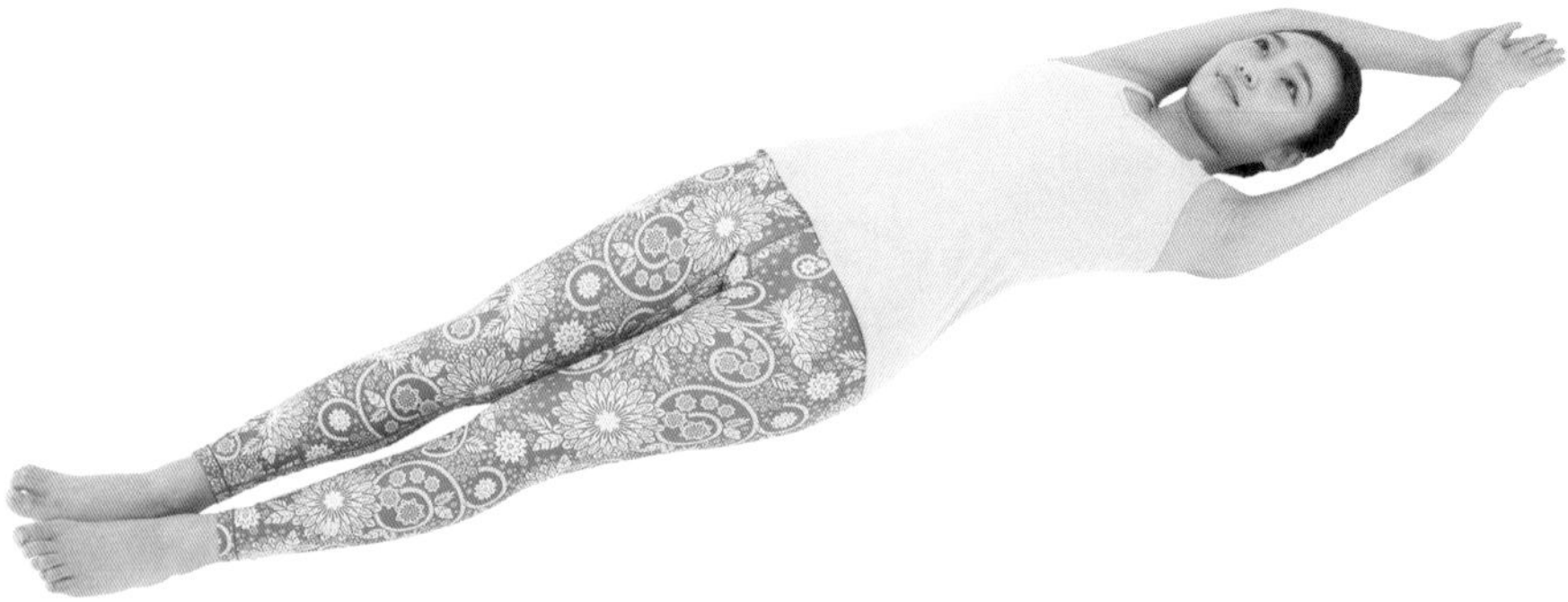

▶両腕を頭上に伸ばし、
力を抜いた状態でリラックスして
仰向けに寝そべる。

ストレッチの注意点

☞急激に体を動かすと、思わぬケガにつながることがあります。自分の体力や柔軟性に合わせて行ないましょう。

☞すでに血糖値が高めの人は、自己判断で治療や服薬を中止すると合併症などのリスクが高まります。主治医と相談しながらストレッチや生活習慣改善を治療に活かしましょう。

指先からつま先まで、グーッと伸ばして脱力することで、全身の血流が促進されて降糖効果が得られるとともに、つま先を引き寄せてふくらはぎを伸ばすことで、血流ポンプ機能も活性化します。

2 グーッと伸びましょう

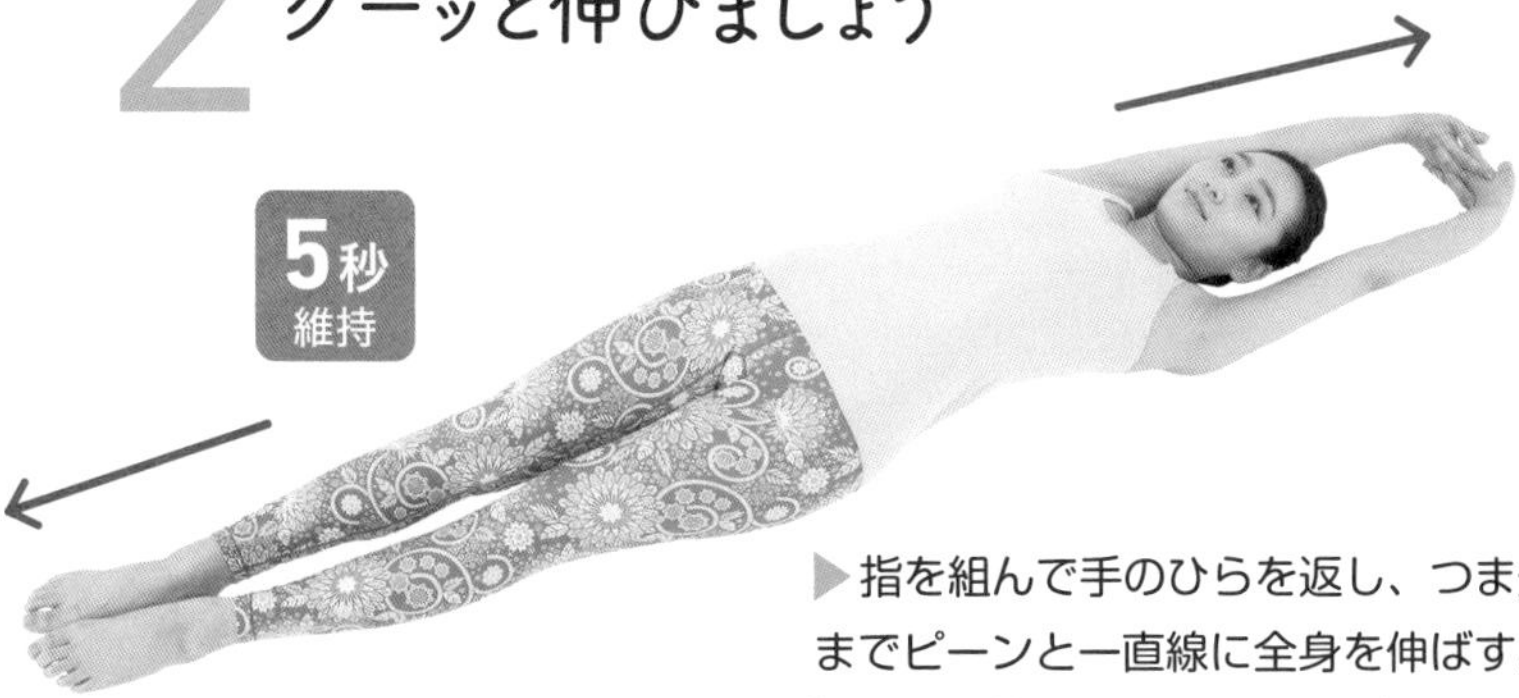

▶指を組んで手のひらを返し、つま先までピーンと一直線に全身を伸ばす。▶5秒維持して、力を抜く。▶呼吸は自然に。

3 つま先を引き寄せて伸びましょう

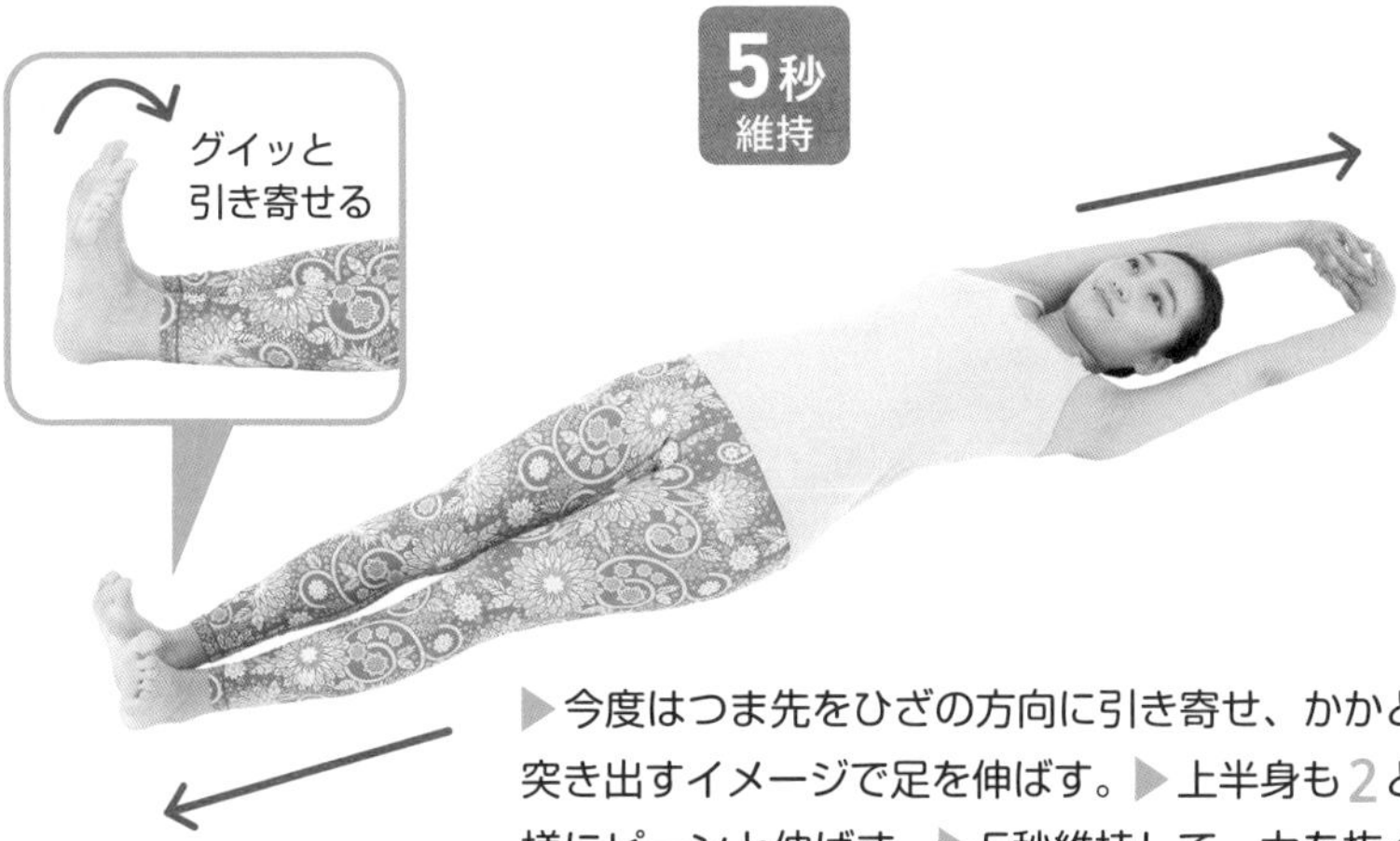

▶今度はつま先をひざの方向に引き寄せ、かかとを突き出すイメージで足を伸ばす。▶上半身も2と同様にピーンと伸ばす。▶5秒維持して、力を抜く。▶呼吸は自然に。

寝ながら「降糖」ストレッチ②

胸ひらき

1 両腕を前に伸ばして横向きに寝ましょう

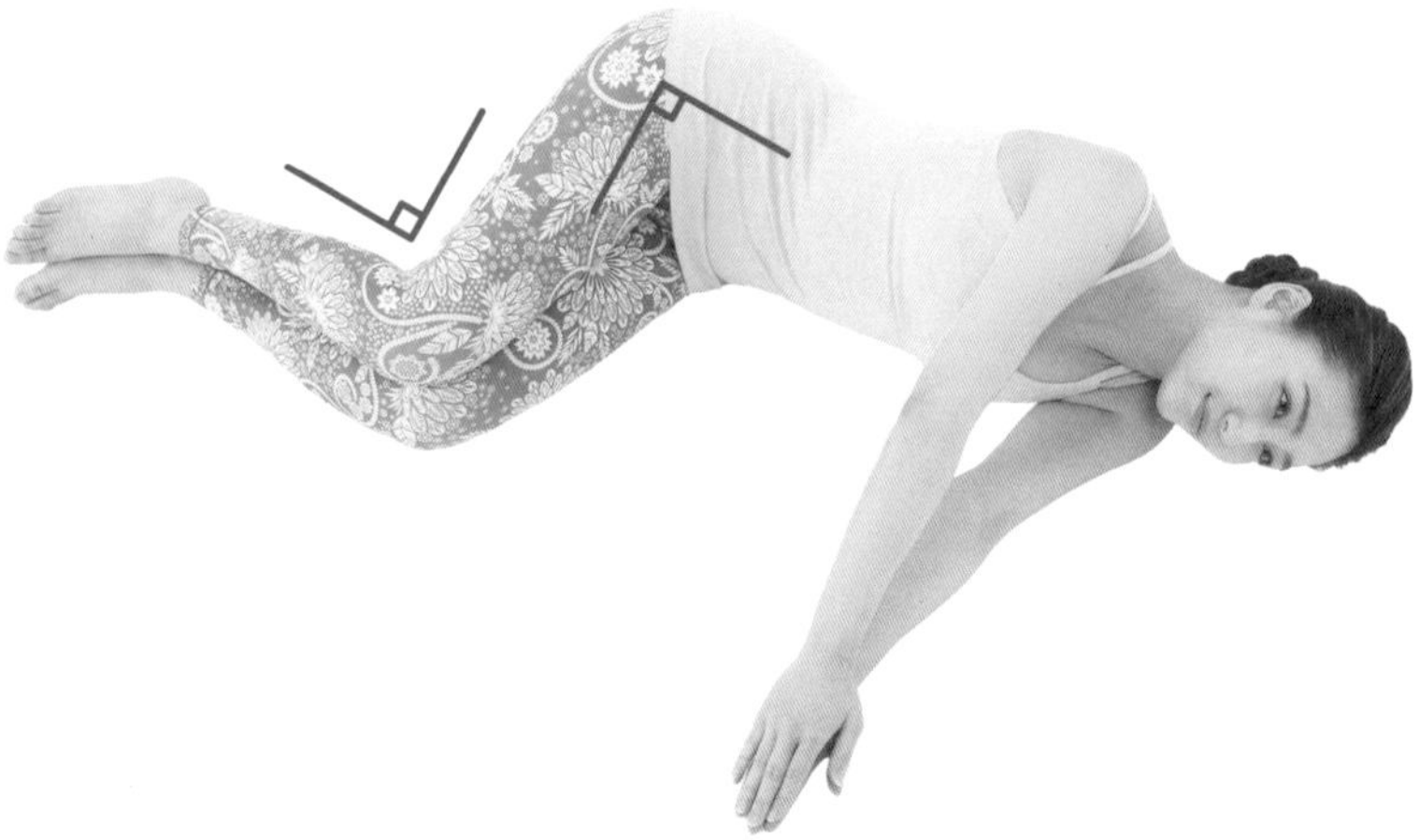

▶横向きに寝て両腕を前に伸ばし、手のひらを合わせる。

▶股関節とひざは、それぞれ90度に曲げて体を安定させる。

胸の大きな筋肉や肩関節を開くことで、上半身の血流を促進します。リンパ流の滞りも改善されて、免疫力の向上にも効果アリ。ねこ背の予防・改善にも効果が期待できます。

2 大きく胸を開きましょう

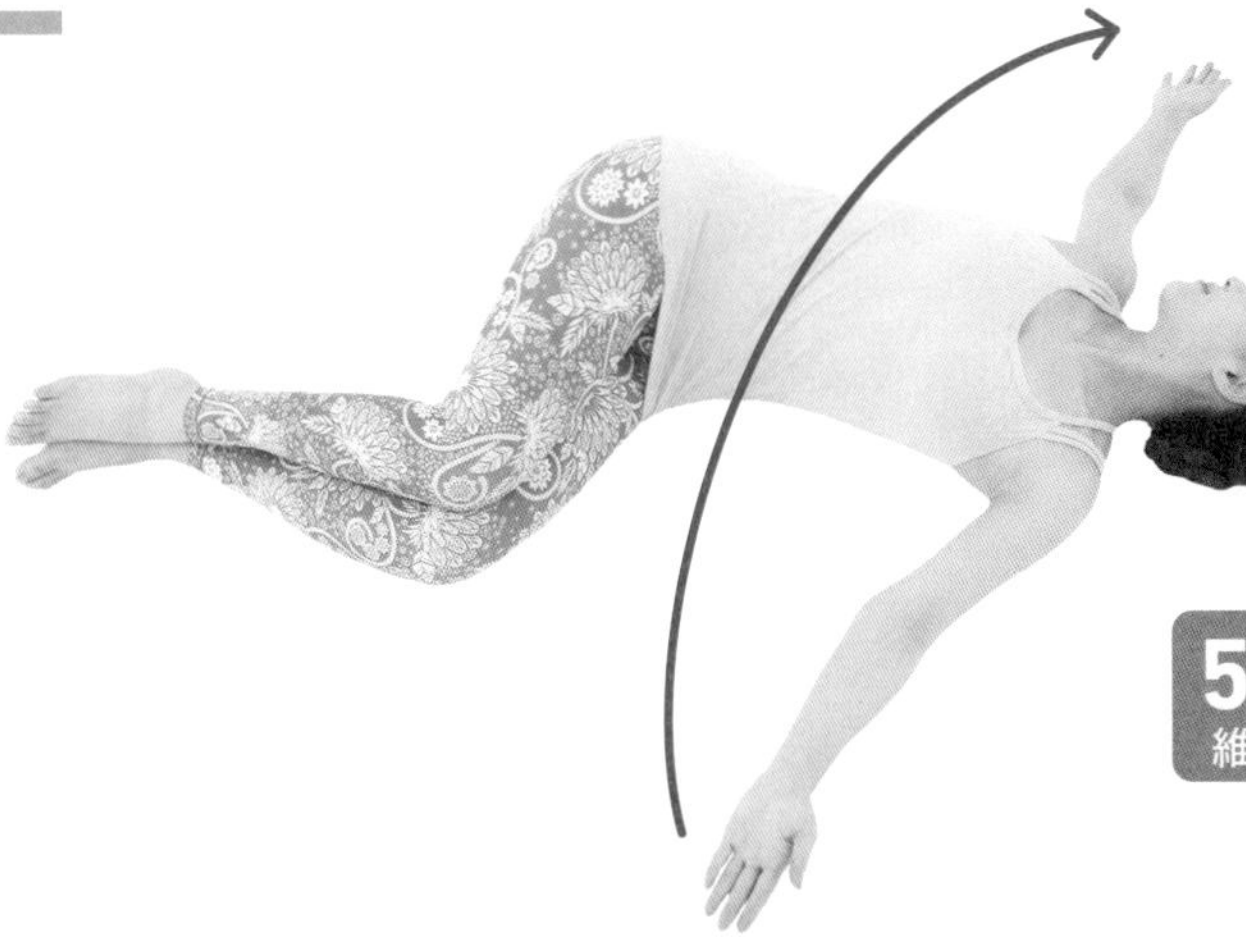

5秒
維持

▶腕は伸ばしたまま、上側の腕を肩から大きく後方に開き、顔もその手を追うように動かす。▶腕の重みで胸の筋肉が伸びているのを感じながら、ゆっくりと呼吸する。▶5秒維持して、元に戻る。▶反対側も同様に行なう。

NG

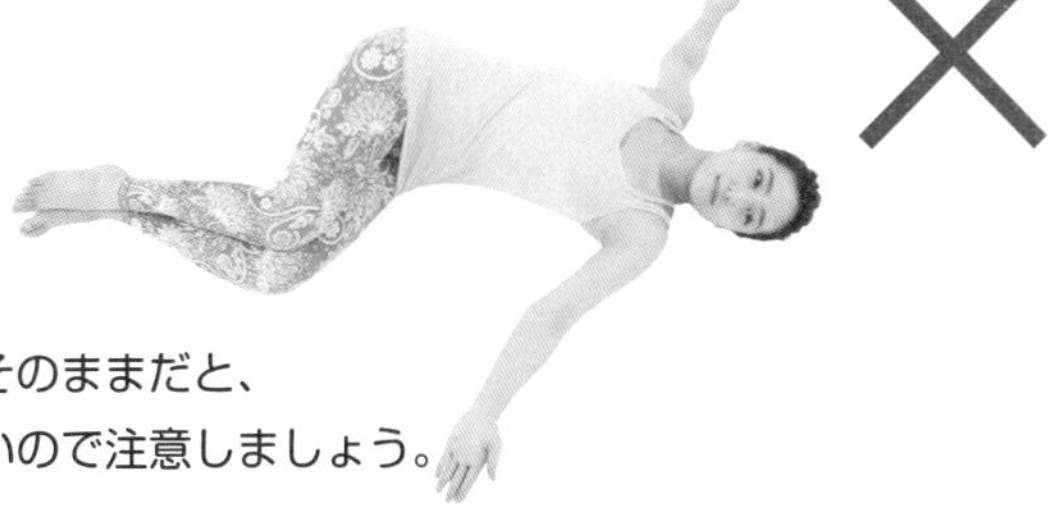

腕だけ開いて顔がそのままだと、
胸の筋肉が伸びないので注意しましょう。

寝ながら「降糖」ストレッチ③

フーッと腹筋

1 ひざを立てて寝そべりましょう

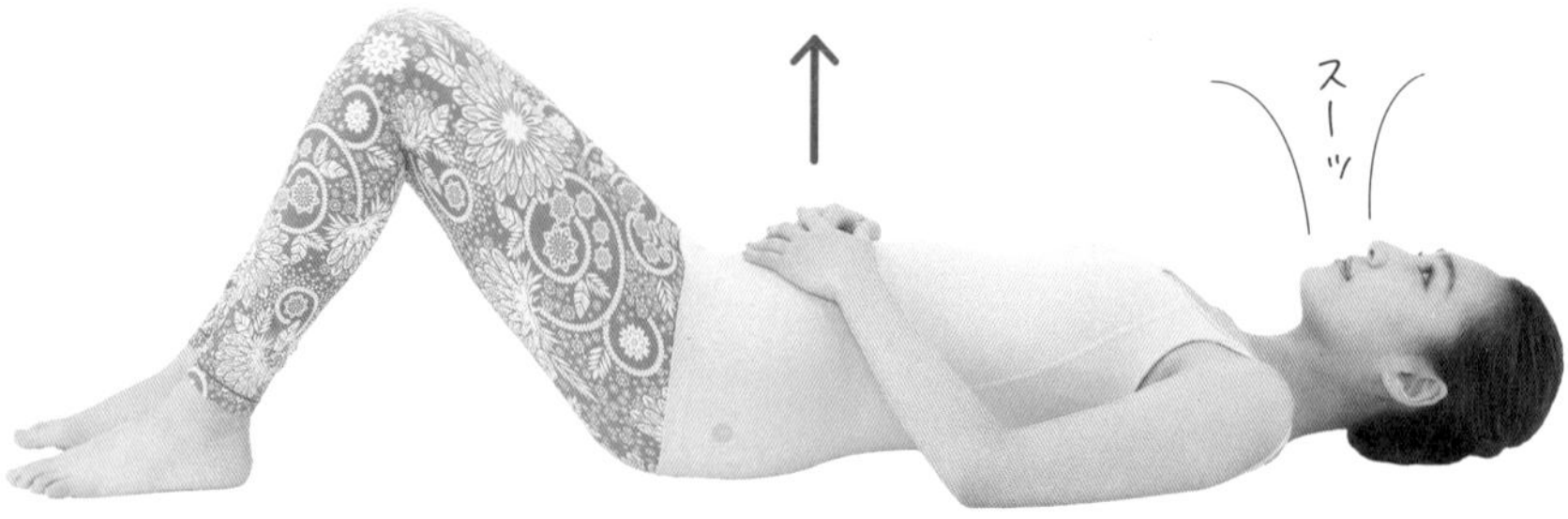

▶仰向けに寝て、ひざを立てる。
▶おなかに手を当てて鼻から大きく息を吸う。
▶おなかに空気を入れるイメージで。

上体を折り曲げて行なう腹筋運動は、負荷が大きすぎて長続きしないもの。寝たままで腹式呼吸を行なうことで、おなかまわりの筋肉を刺激し、血糖値やヘモグロビンA1cの上昇を抑えます。

2 背中全体を床に押しつけましょう

5秒維持

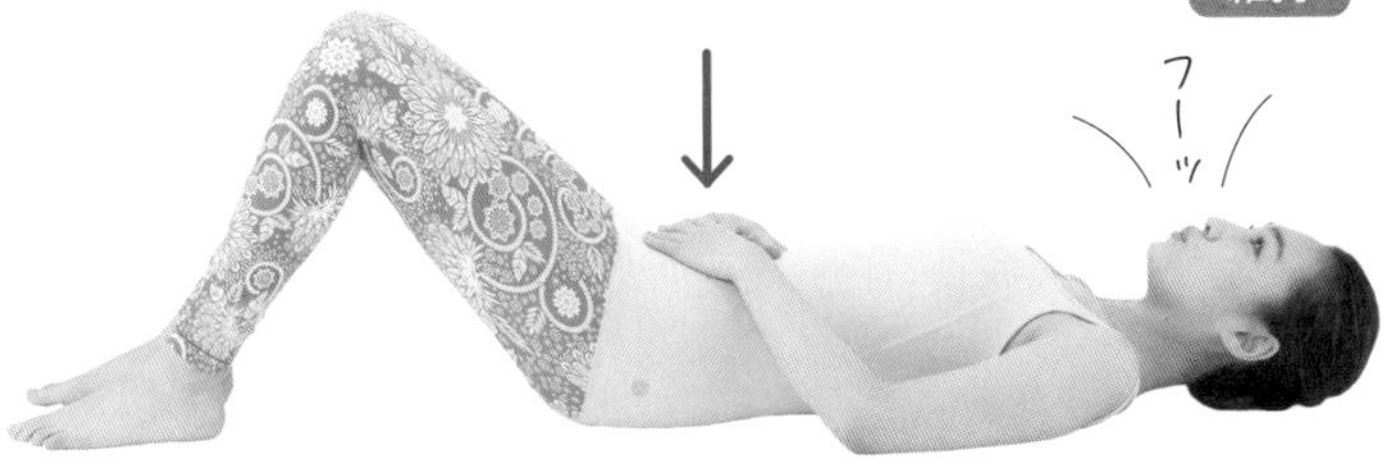

▶口からフーッと息を吐きながら、背中全体をグーッと床に押しつける。▶おなかの空気を出しきるイメージで。▶そのまま5秒維持。

3 力を抜きましょう

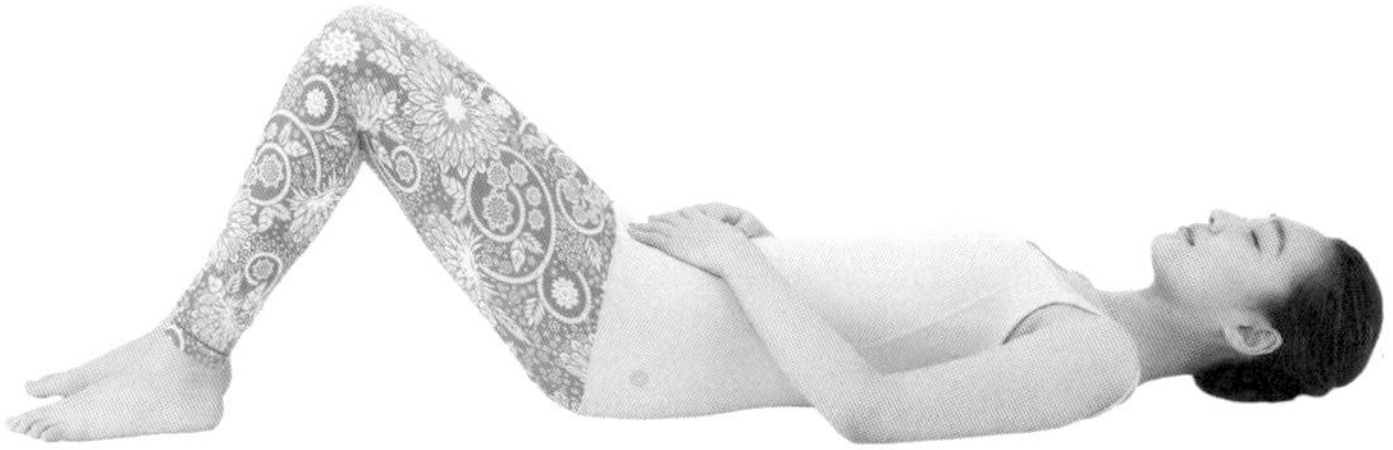

▶おなかの力を抜いて、自然な呼吸に戻す。

寝ながら「降糖」ストレッチ④

ひざ倒し

1 ひざを立てて寝そべりましょう

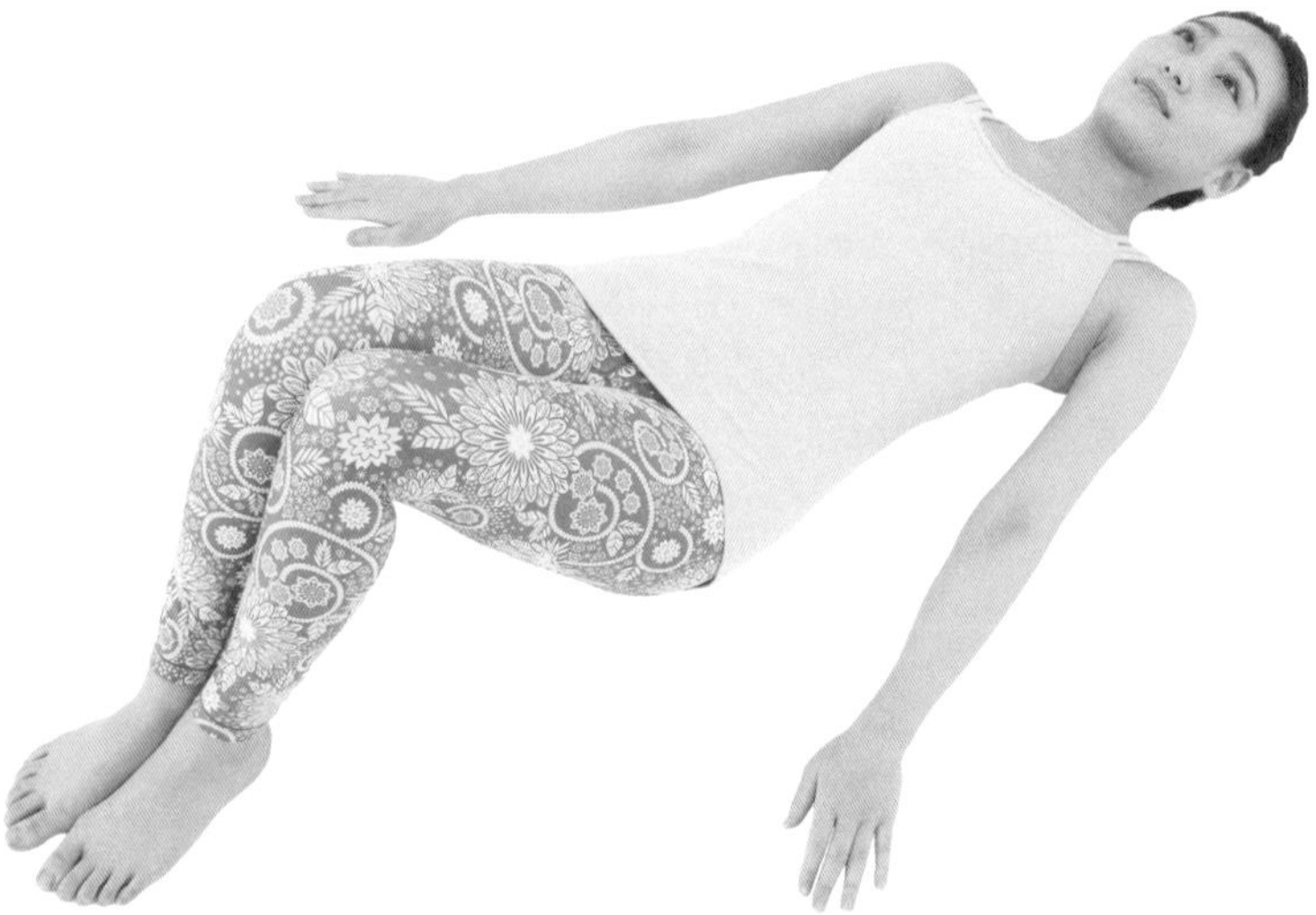

▶仰向けに寝て、ひざを立てる。
▶両腕は軽く開く。

下腹部をひねることで、滞りがちだった腸の蠕動《ぜんどう》運動が目覚め、インスリンの分泌によい影響を与えます。リラックスして副交感神経が優位になると、腸の働きが活発になります。

2 ひざを右に倒しましょう

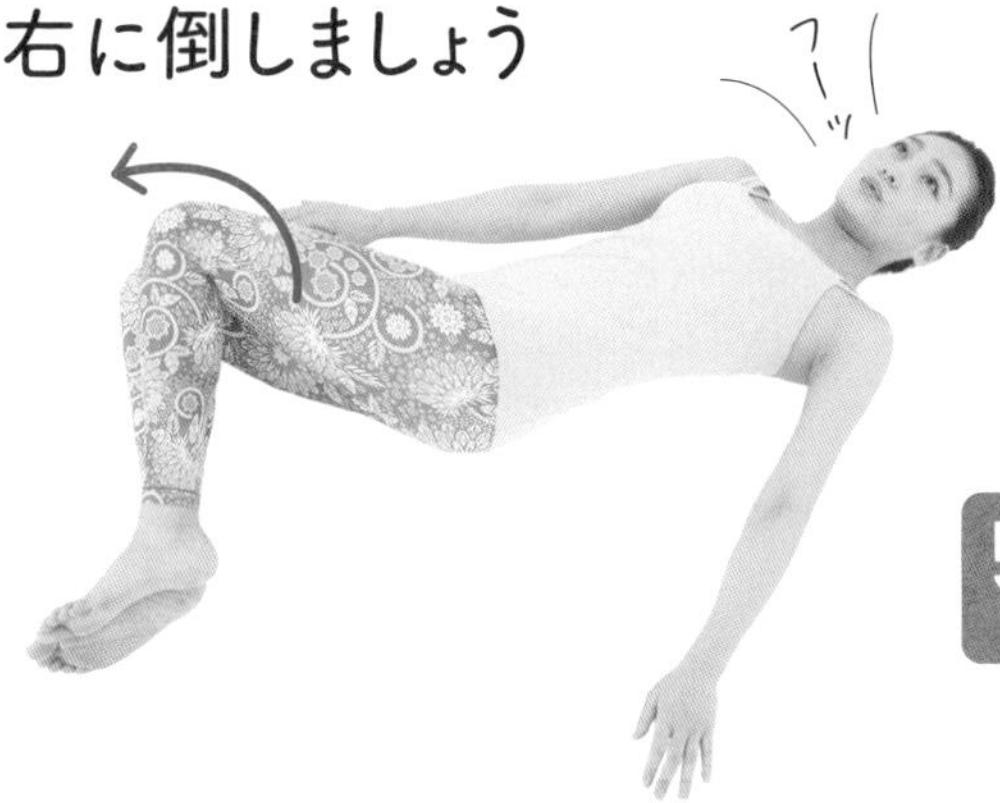

5秒
維持

▶鼻から大きく息を吸い、口からフーッと吐き出しながらひざを右側にゆっくり倒して5秒維持。▶1の姿勢に戻る。

3 ひざを左に倒しましょう

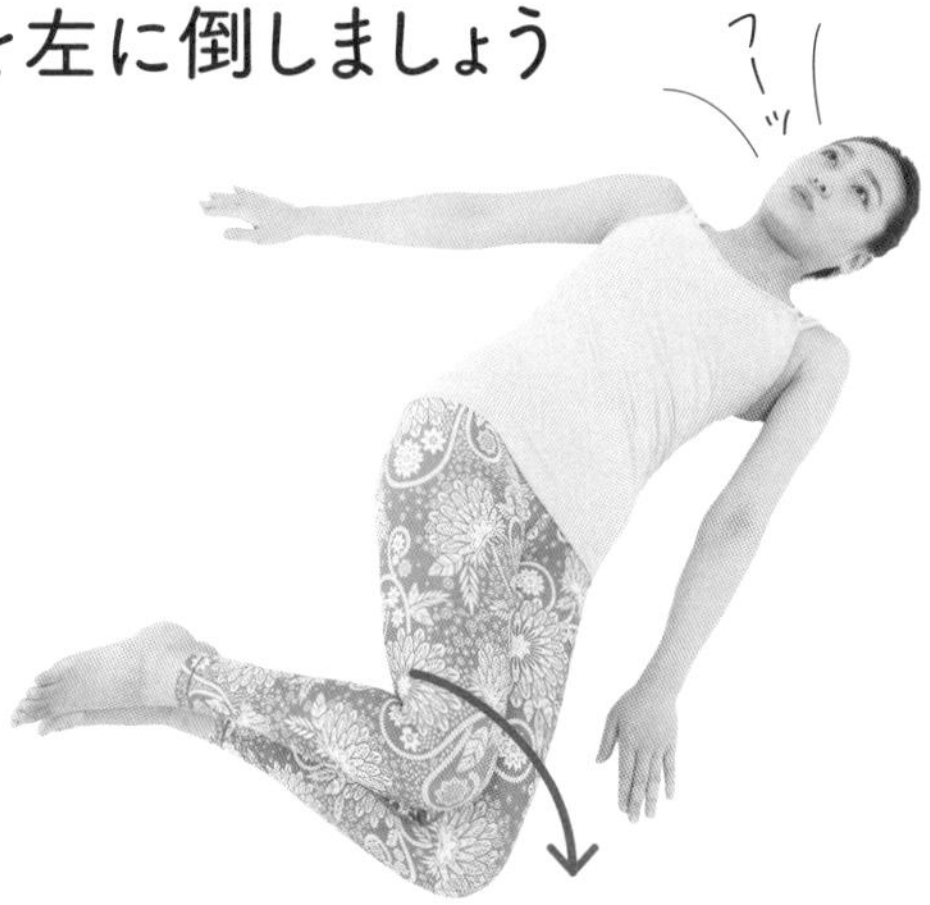

5秒
維持

▶2と同様の呼吸で、今度はひざを左側にゆっくり倒して5秒維持し、1の姿勢に戻る。

寝ながら「降糖」ストレッチ⑤

ひざだっこ

1 仰向けに寝てひざを抱えましょう

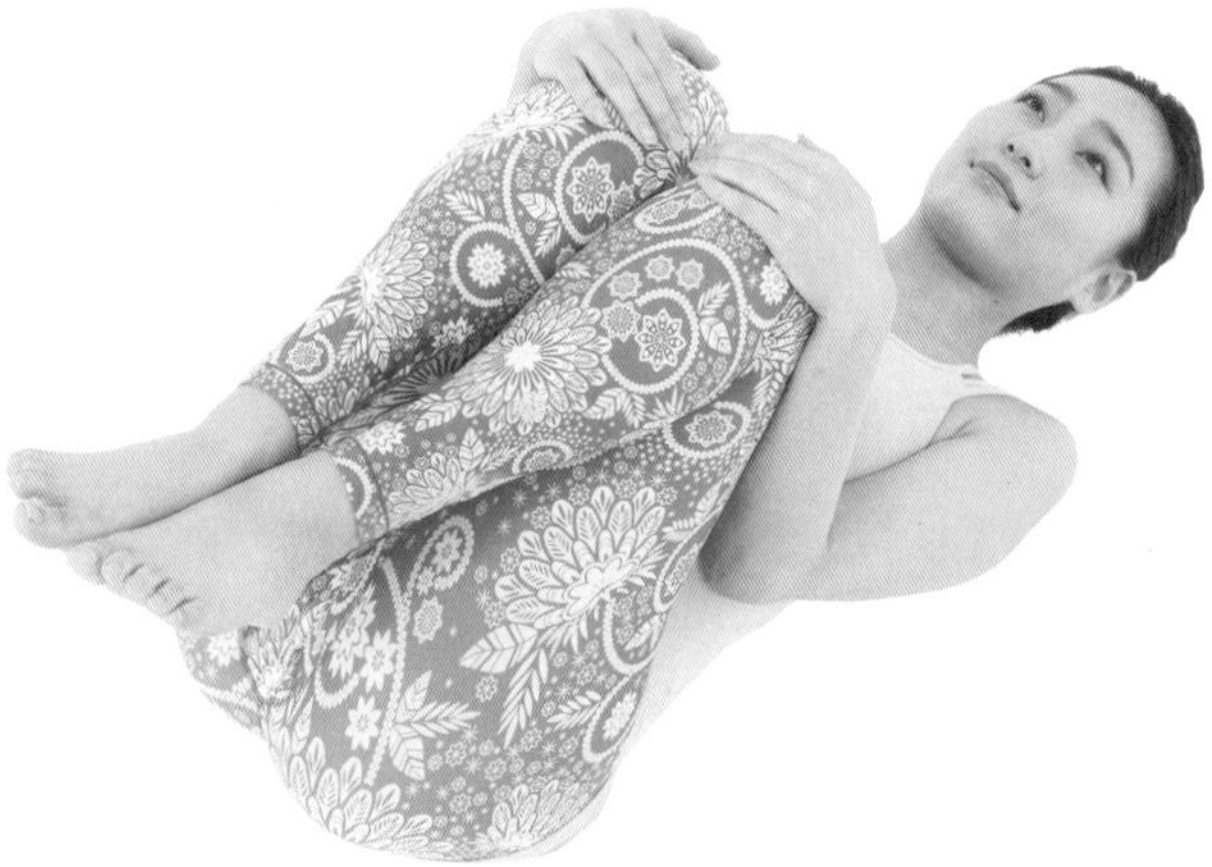

▶仰向けに寝て、両ひざを両手で抱える。

ゴロゴロ転がるだけの簡単運動でもエネルギーを消費し、脂肪の蓄積を防いで体脂肪を減らしやすくします。体脂肪が適正になるとインスリンの効きめが改善し、膵臓《すいぞう》をいたわることができます。

2 右にゴロンと転がりましょう

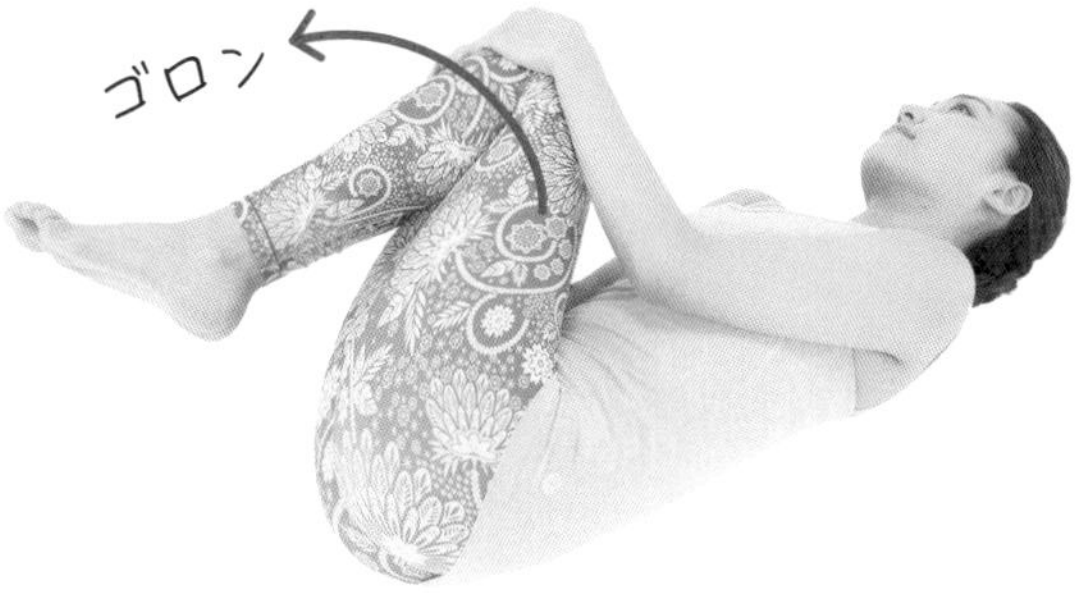

▶1の姿勢から右側に体を倒して、ゴロンと転がる。
▶呼吸は自然に。

3 反動で左にゴロンと転がりましょう。

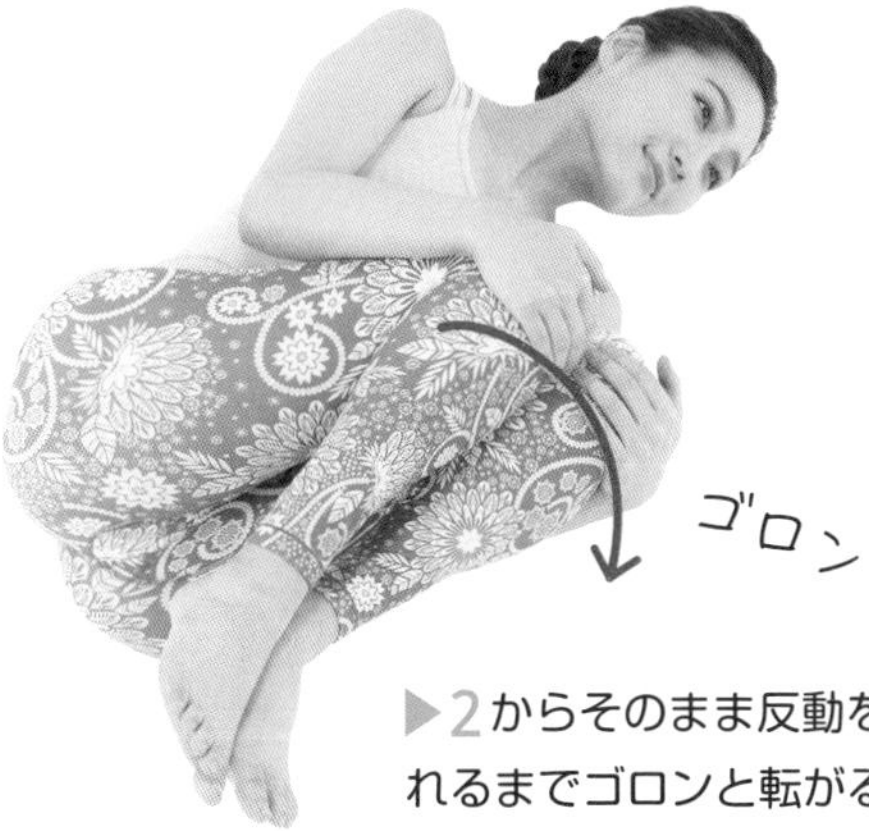

▶2からそのまま反動をつけて、体が左に倒れるまでゴロンと転がる。▶さらにまた反動をつけて、右に倒れるまでゴロンと転がる。▶呼吸は自然に。▶これを3往復する。

寝ながら「降糖」ストレッチ⑥

ゆっくり腹筋

1 両手を胸で交差させひざを立てましょう

両腕を胸の上で交差させる。

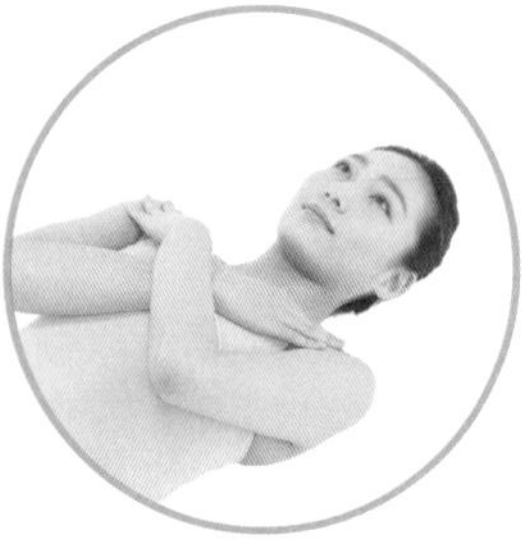

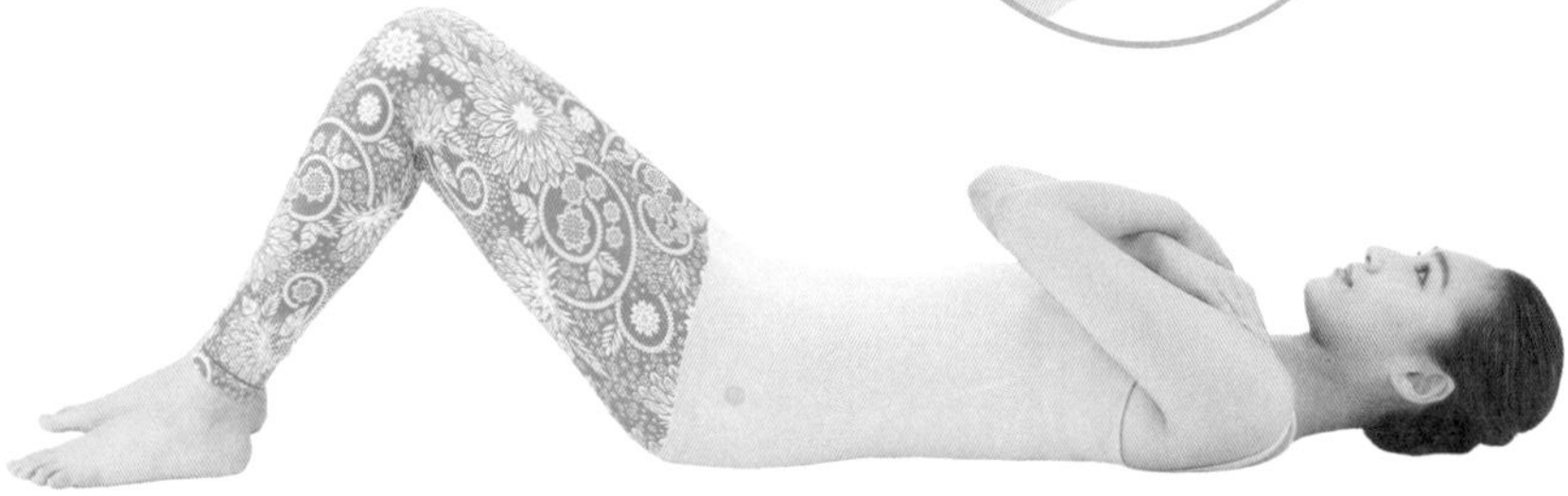

▶仰向けに寝て両腕を胸の上で交差させ、ひざを立てる。

郵便はがき

料金受取人払郵便

京都中央局
承認

4719

差出有効期間
2024年2月21日
まで

(切手は不要です)

601-8790

205

京都市南区西九条
北ノ内町十一

PHP研究所
家庭教育普及部
お客様アンケート係 行

1060

ご住所 □□□-□□□□ TEL：	
お名前	ご年齢 歳
メールアドレス	@

今後、PHPから各種ご案内やアンケートのお願いをお送りしてもよろしいでしょうか？ □ NO
チェック無しの方はご了解頂いたと判断させて頂きます。あしからずご了承ください。

＜個人情報の取り扱いについて＞
ご記入頂いたアンケートは、商品の企画や各種ご案内に利用し、その目的以外の利用はいたしません。なお、頂いたご意見はパンフレット等に無記名にて掲載させて頂く場合もあります。この件のお問い合わせにつきましては下記までご連絡ください。（PHP研究所　家庭教育普及部　TEL.075-681-8554　FAX.050-3606-4468）

PHPアンケートカード

PHP の商品をお求めいただきありがとうございます。
あなたの感想をぜひお聞かせください。

お買い上げいただいた本の題名は何ですか。

どこで購入されましたか。

ご購入された理由を教えてください。（複数回答可）

1 テーマ･内容　2 題名　3 作者　4 おすすめされた　5 表紙のデザイン
6 その他（　　　　　　　　　　　　　　　　　　　）

ご購入いただいていかがでしたか。

1 とてもよかった　2 よかった　3 ふつう　4 よくなかった　5 残念だった

ご感想などをご自由にお書きください。

あなたが今、欲しいと思う本のテーマや題名を教えてください。

おなかの大きな筋肉を刺激することで血流が促進され、エネルギー消費が進んで血糖値が安定します。体を支える体幹の維持にも効果があり、転倒防止などにも役立ちます。

2 上体をゆっくりグッと起こしましょう

両手で頭を支えて上体を起こしても大丈夫

5秒 維持

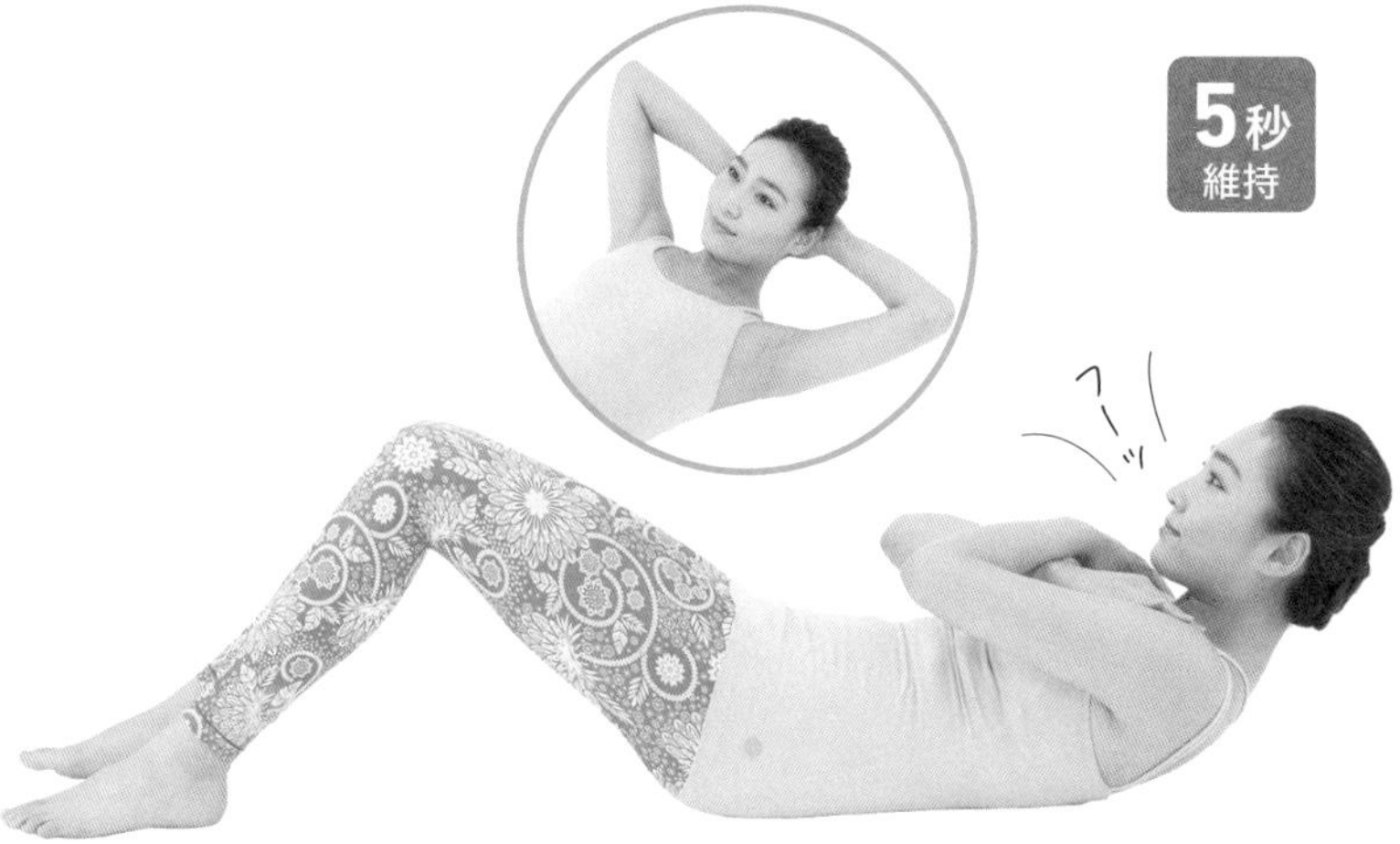

▶鼻から息を吸い、口からフーッと息を吐きながら、おなかを覗き込むように、ゆっくりグッと上体を起こす。▶5秒維持して1の姿勢に戻る。

NG

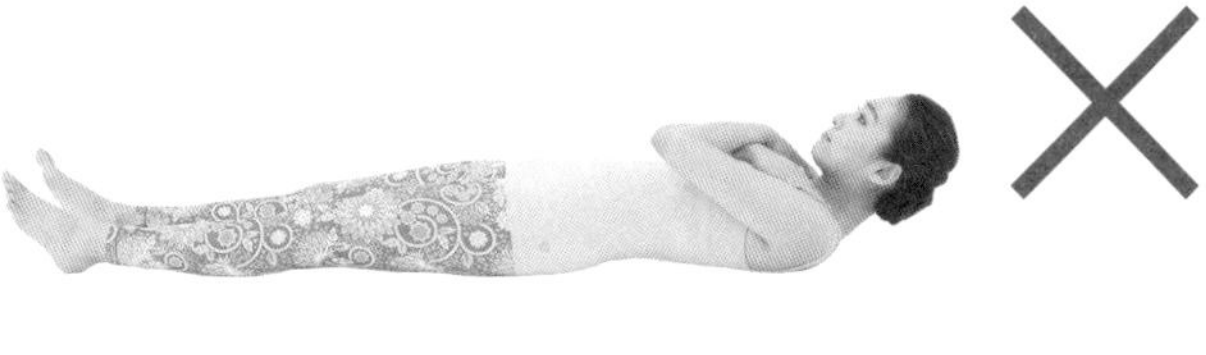

ひざをのばしたまま行なったり、首だけを起こしたりすると、ケガの原因になるので注意しましょう。

寝ながら「降糖」ストレッチ⑦

もも裏のばし

1 寝そべって左の足先にタオルをかけましょう

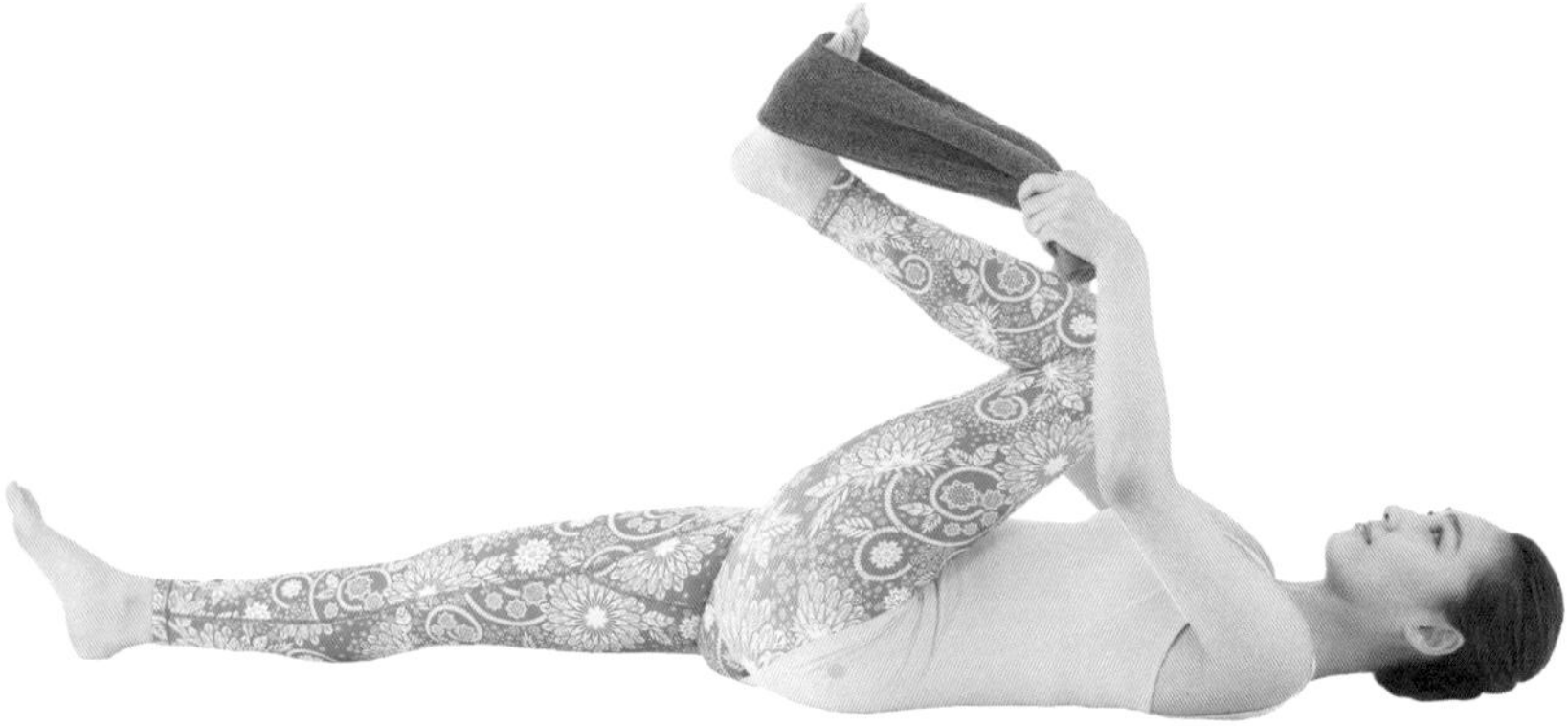

▶仰向けに寝て、左の足裏にタオルをかけ、胸のほうに引き寄せる。

胸やおなかまわりと同様、太ももの裏の大きな筋肉にアプローチして、血糖値やヘモグロビンA1cの安定化を図ります。ひざが曲がったままでも、効果は充分に得られます。

2 左足を上に伸ばしましょう

5秒
維持

できるようなら足を伸ばしきっても大丈夫

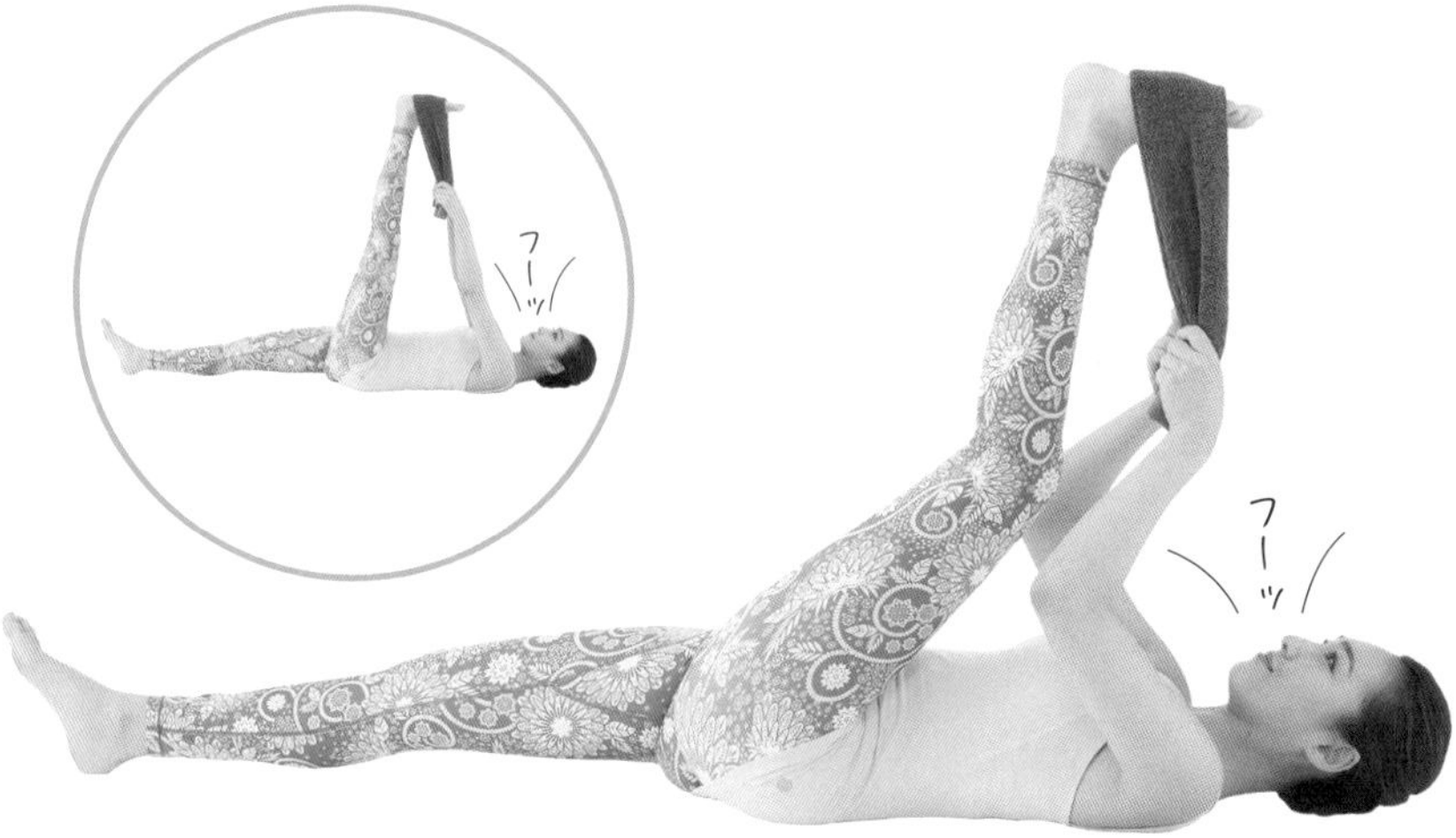

▶鼻から息を吸い、口からフーッと息を吐きながら、1の姿勢からひざを伸ばし、左足を上に伸ばす。▶太ももの裏の筋肉を伸ばすイメージで5秒維持し、元に戻る。▶右足も同様に、左右1回ずつ行なう。

寝ながら「降糖」ストレッチ⑧

おへそアップ

1 寝そべってひざを立てましょう

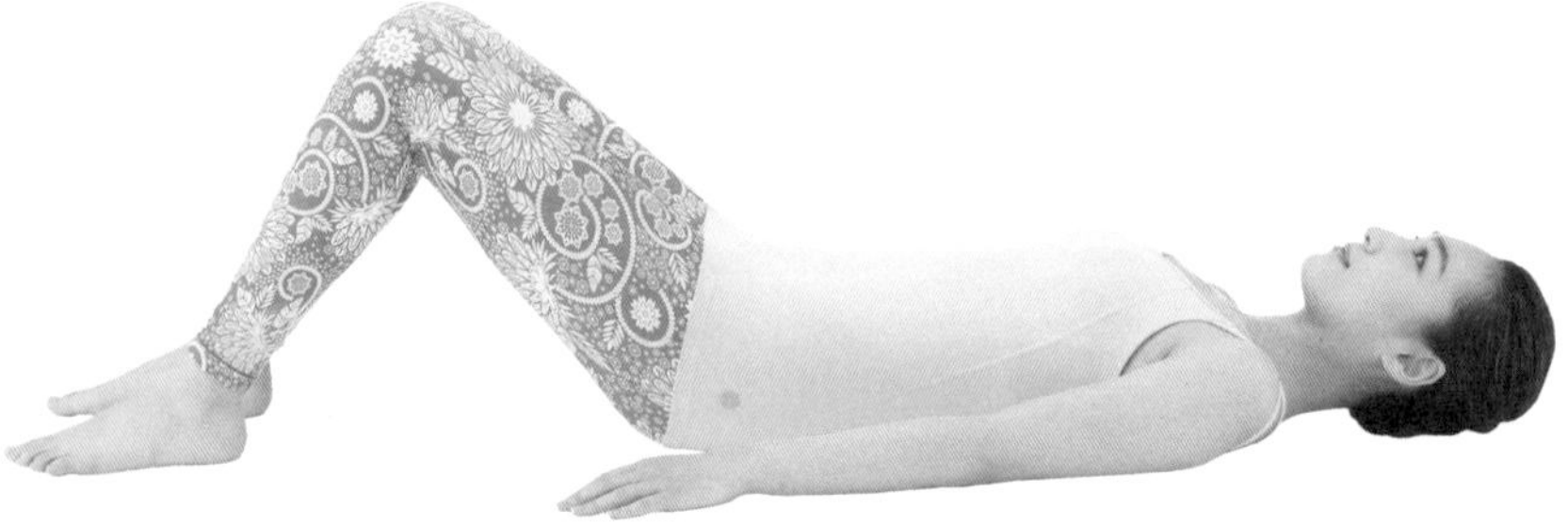

▶仰向けに寝て、ひざを立てる。
▶両足と両腕は軽く開く。

おへそをグッと上げて、骨盤の動きをよくします。ひざ裏から背中が一直線になるようなイメージで、もも裏の筋肉にも意識を送りましょう。腰痛の改善にも効果アリです。

2 ゆっくりと腰を浮かせましょう

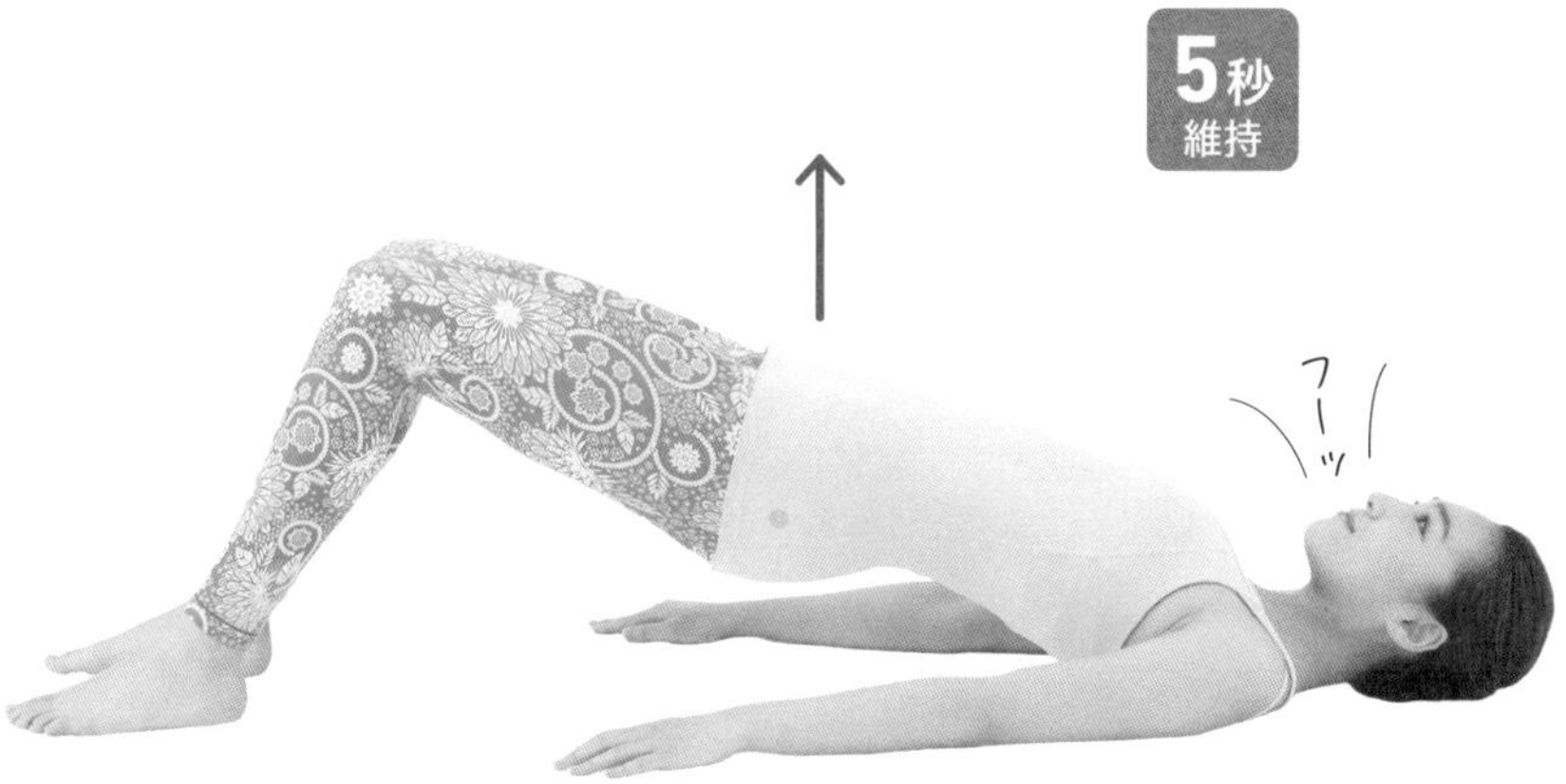

▶鼻から息を吸い、口からフーッと息を吐きながら腰をゆっくりと上げる。▶太ももの裏の筋肉を伸ばすイメージで5秒維持し、ゆっくりと1の姿勢に戻る。

寝ながら「降糖」ストレッチ⑨

おなか伸ばし

1 四つ這いになりましょう

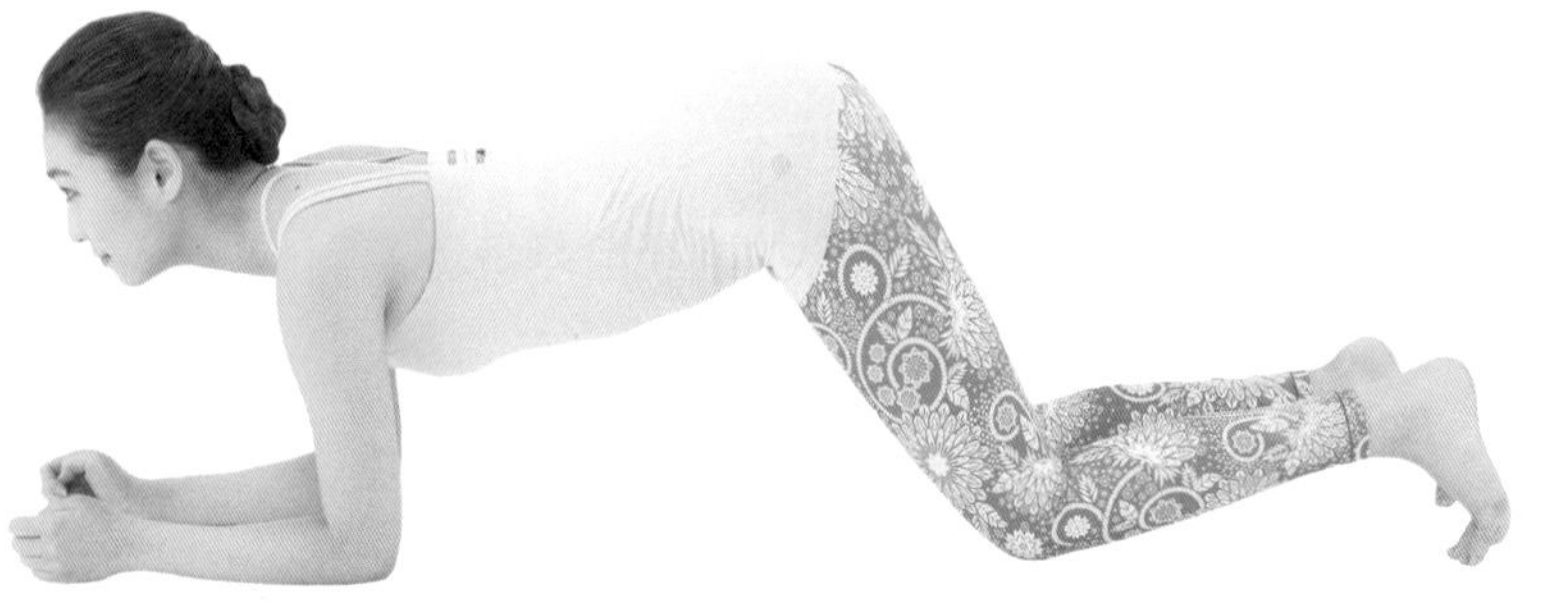

▶ひじをついて四つ這いになる。
▶足幅は少し開き、ひざをやや遠くに置く。

おなかの大きな筋肉をストレッチして、血流と降糖の働きを整えます。リラックスしながら、おなかの筋肉がしっかり伸びていることが感じられれば、効果はさらにアップします。

2 腰を床につけましょう

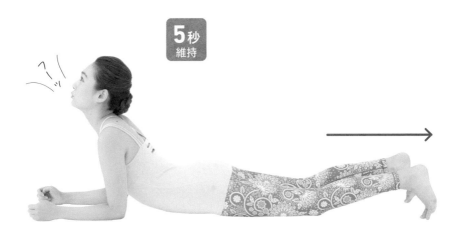

▶鼻から息を吸い、口からフーッと息を吐きながらひざをうしろにずらしてお尻を下げ、腰を床につける。▶おなかを伸ばすイメージで5秒維持し、1の姿勢に戻る。

寝ながら「降糖」ストレッチ⑩

お尻トントン

1 うつぶせになってほおづえをつきましょう

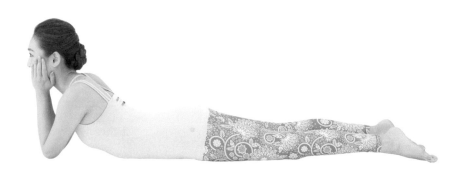

▶うつぶせに寝て、ほおづえをつく。
▶両足は肩幅程度に開く。

ほおづえをついてお尻をトントンすることで骨盤が整い、体のゆがみが補正されます。体のゆがみが解消されると、全身の代謝機能が向上し、高血糖や糖尿病の予防に役立ちます。

2 5回ずつお尻を叩きましょう

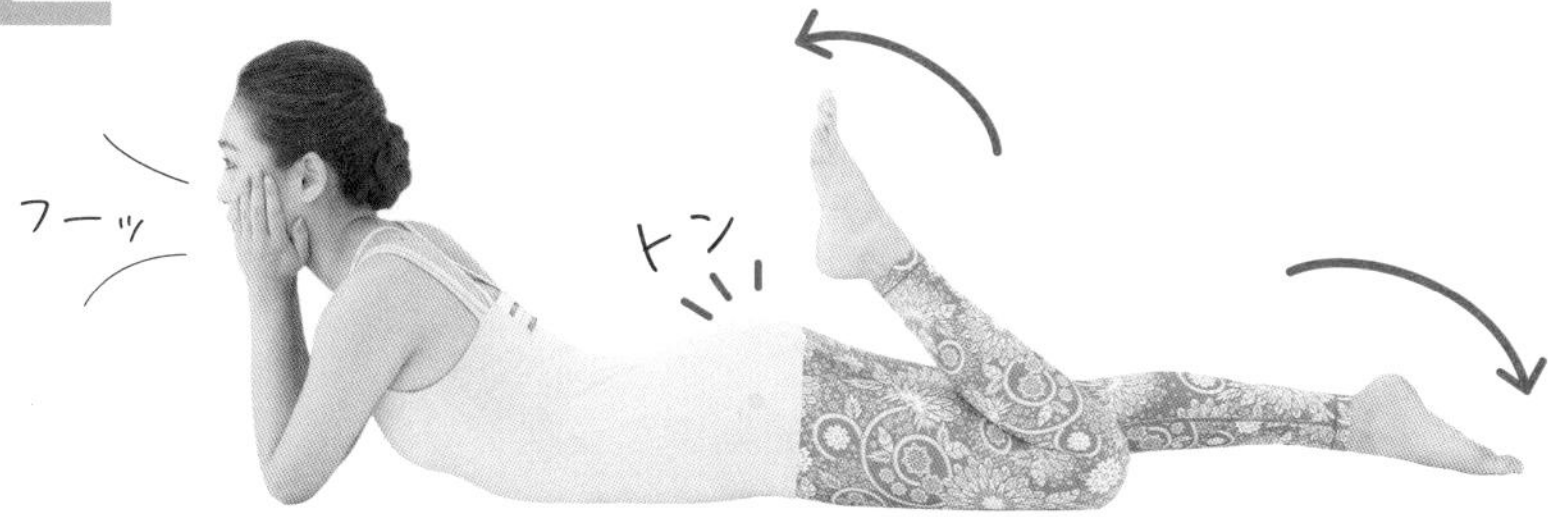

▶鼻から息を吸い、口からフーッと息を吐きながら、左右の足のかかとで交互に5回ずつお尻をトントンと叩く。▶かかとがお尻に当たらなくても大丈夫です。

3 あと3回叩きましょう

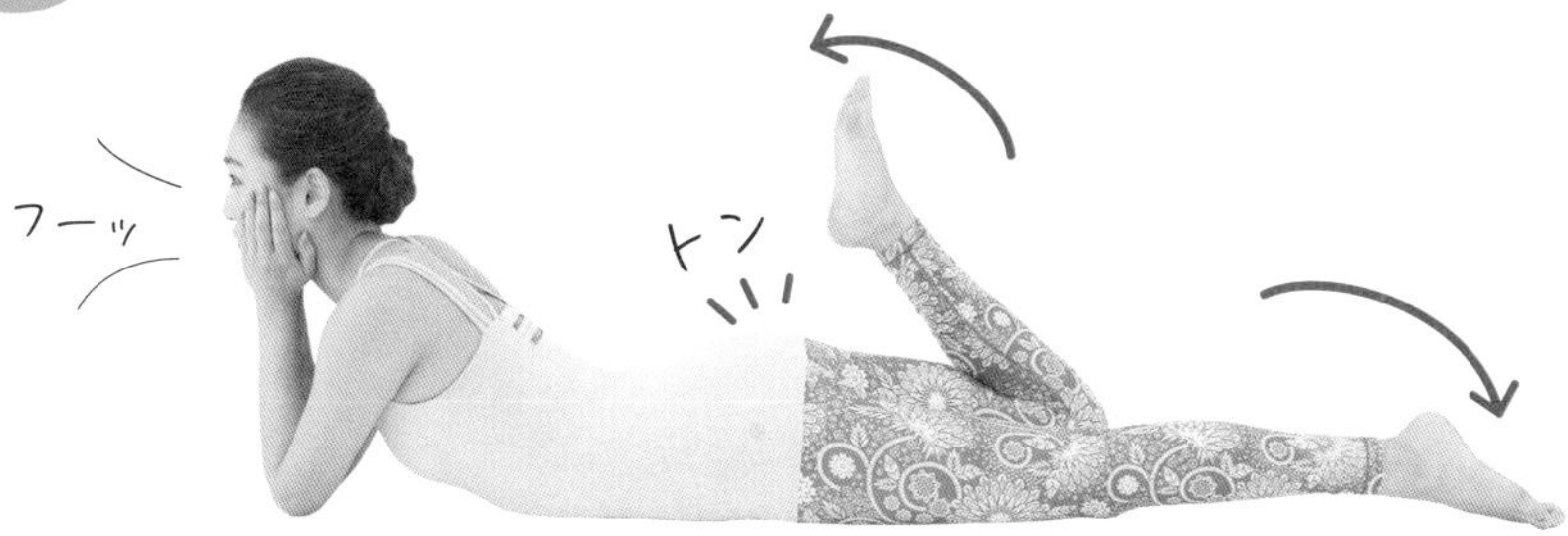

▶行ないやすい、気持ちよいと感じたほうの足のかかとで、さらに3回お尻を叩く。
▶左右の足に差がなければ、2で終わる。

寝ながら「降糖」ストレッチ⑪

背中まくら

タオルまくらのつくり方

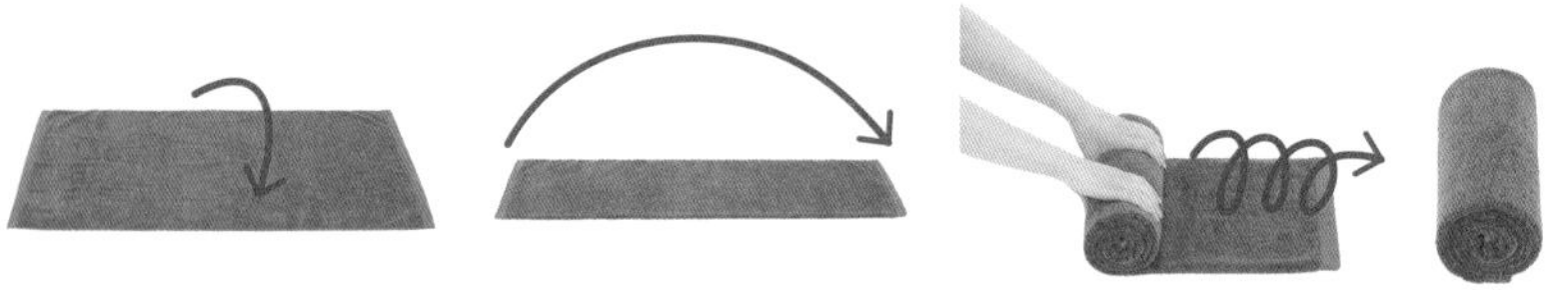

1 バスタオルを半分の幅に折ります。

2 半分の長さに折ります。

3 端からクルクルと巻きます。

4 完成

1 肩甲骨のあたりを伸ばしましょう

30秒維持

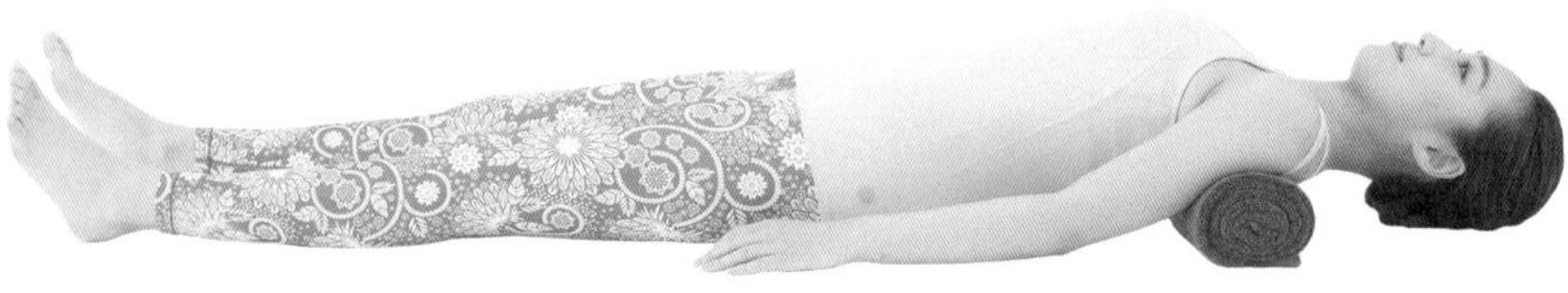

まくらを当てるのはこのあたり

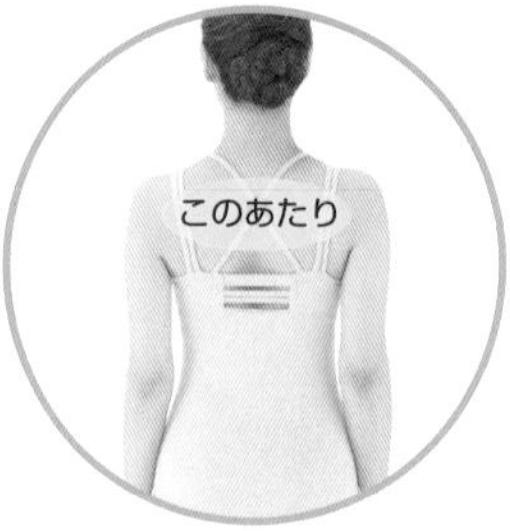

▶タオルまくらを肩甲骨の下あたりに当てて、仰向けに寝そべる。▶両腕は軽く開き、自然な呼吸を繰り返す。▶約30秒維持して終了。

糖尿病やその予備群の人の多くは、背中の筋肉が硬く、背骨の柔軟性も低くなりがちです。硬直した背中をほぐして膵臓《すいぞう》の働きを活性化すると、血糖値やヘモグロビンA1cも安定しやすくなります。

2 腰のあたりを伸ばしましょう

まくらを当てるのはこのあたり

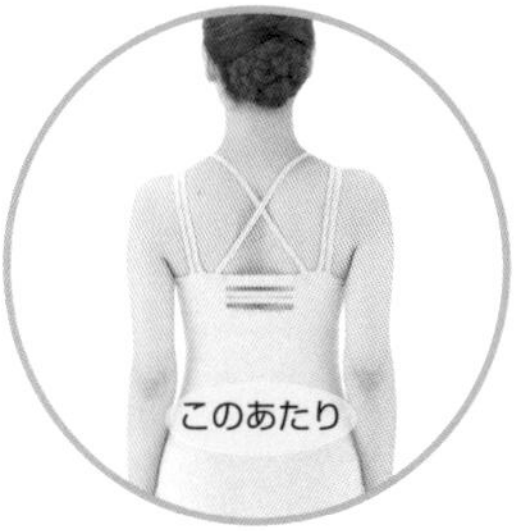

30秒維持

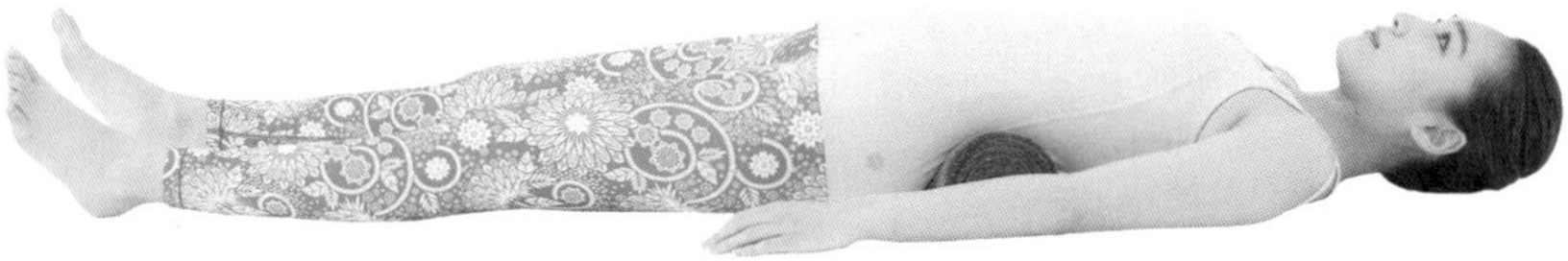

▶タオルまくらをおなかの裏から腰のあたりの気持ちがよいところに当てて、仰向けに寝そべる。▶両腕は軽く開き、自然な呼吸を繰り返す。▶約30秒維持して終了。

もっと！「降糖」ストレッチ①

いすスクワット

1 いすに座りましょう

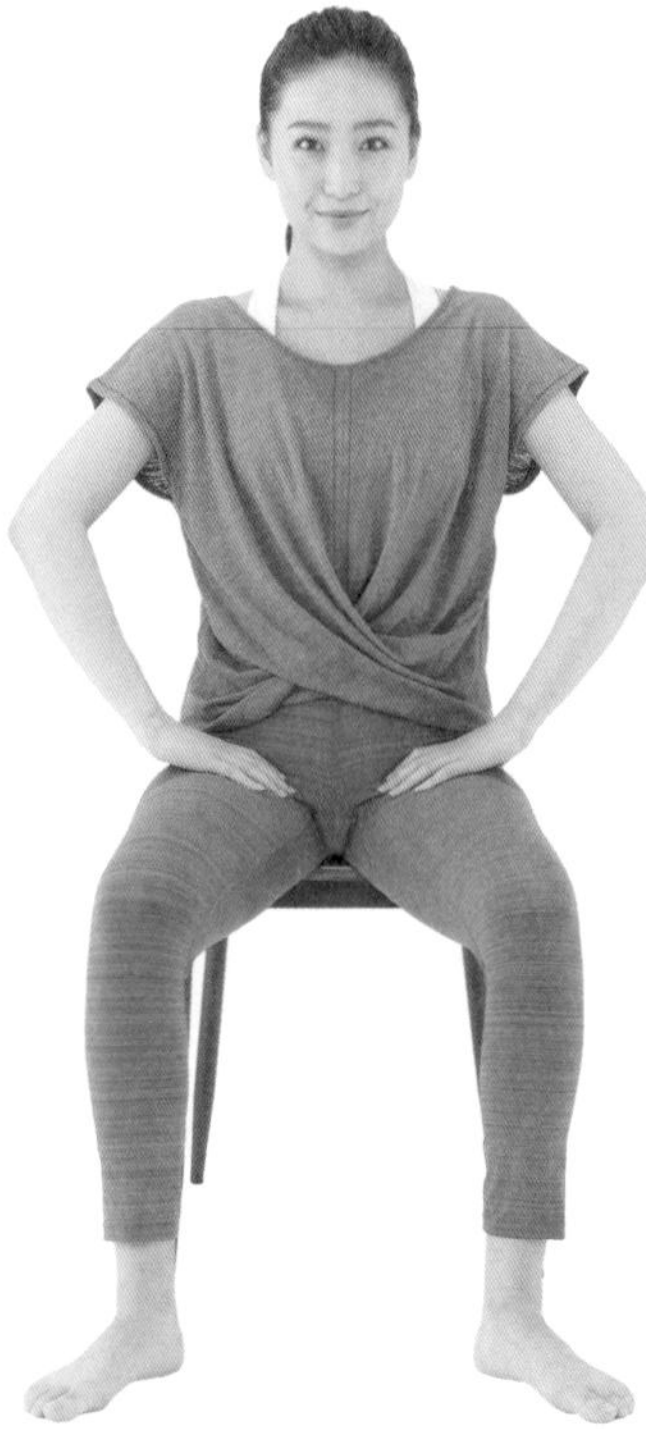

▶いすに浅く座り、ひざとつま先を同じ方向に向けて開く。▶かかとが肩幅程度になるように。▶股関節のつけ根に手を置き、上体を倒す。

糖尿病対策には、ストレッチに加えてレジスタンス（抵抗）運動も効果的です。いすを利用した簡単スクワットで、太ももとお尻の大きな筋肉を刺激して、血糖コントロールを適正にしましょう。

2 立ち上がりましょう

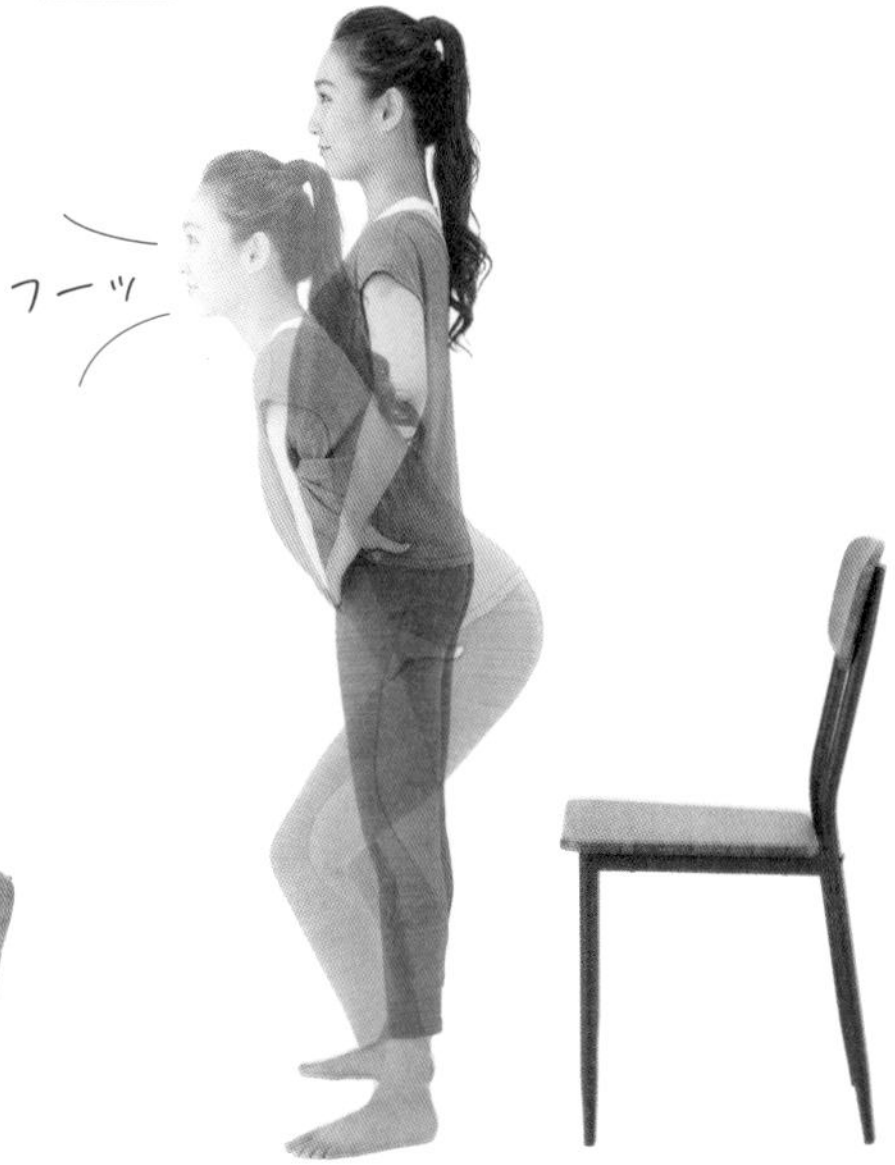

▶鼻から息を吸い、口からフーッと息を吐きながら、暖簾《のれん》をくぐるようなイメージで立ち上がる。

3 3秒ガマンして座りましょう

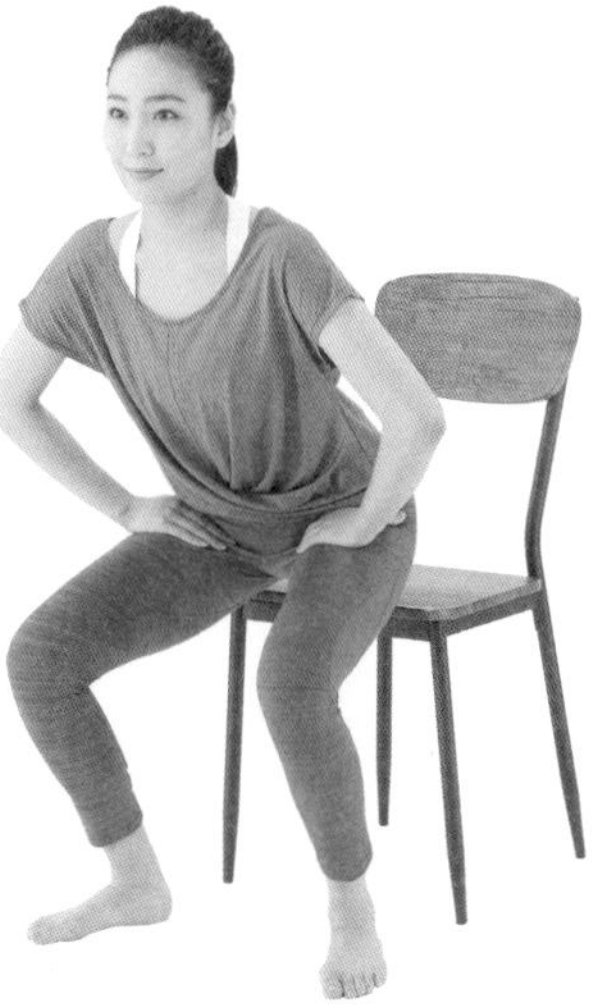

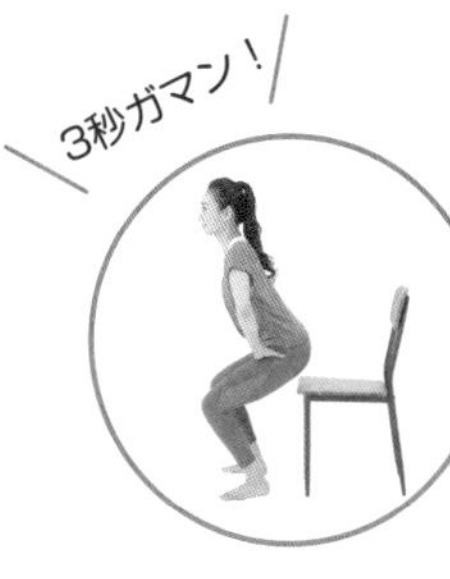

▶視線を前に向け、鼻から息を吸いながら、お尻をうしろに引くようにして股関節とひざを曲げ、腰を落とす。
▶お尻が座面につく直前に3秒ガマンしてから座る。座ったら口からフーッと息を吐く。▶1～3を5回繰り返す。

もっと！「降糖」ストレッチ②

足ぶみイチ・ニ！

1 いすに手を添えて足ぶみしましょう

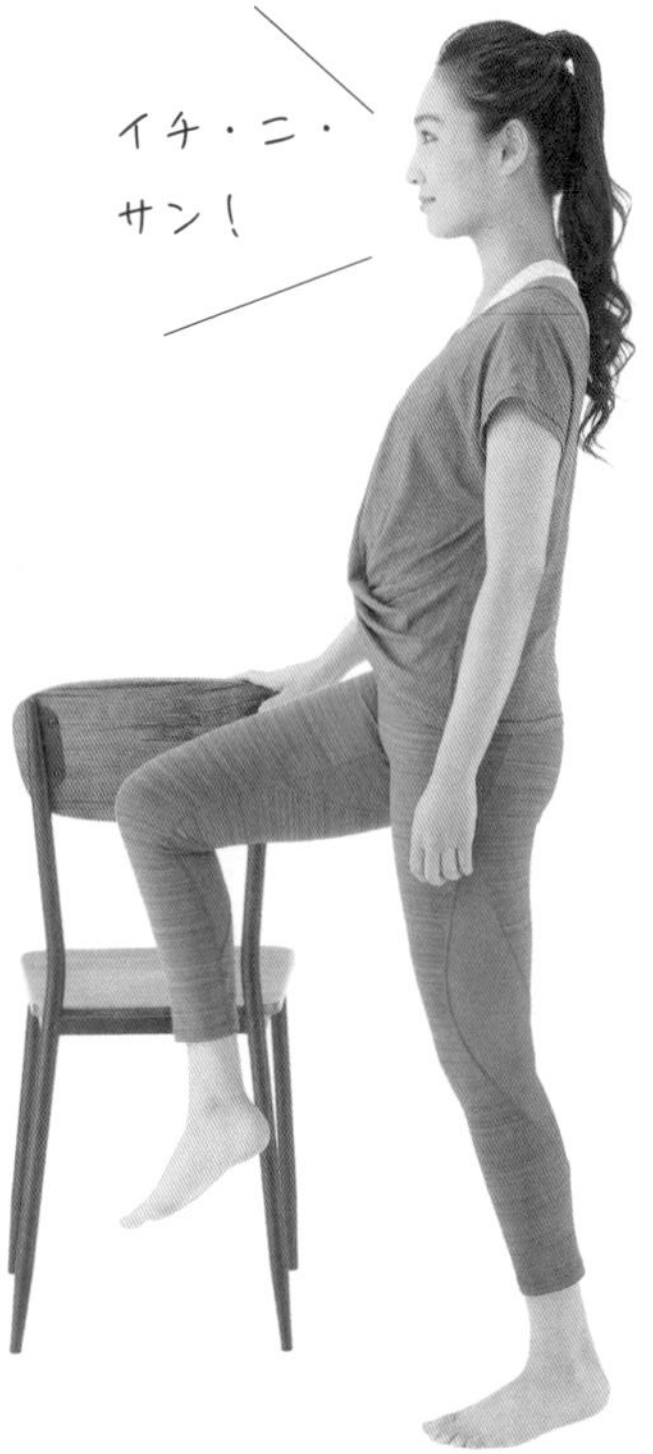

▶いすのそばに立ち、上体をまっすぐにする。▶いすの背もたれに片手を添えて、足を肩幅に開く。▶「イチ・ニ」と声に出しながら軽く足ぶみをし、「サン！」のタイミングで足を上げたまま3〜5秒維持。▶「イチ・ニ・サン！」「イチ・ニ・サン！」と交互に5回ずつ繰り返す。▶呼吸は自然に。

ストレッチやレジスタンス運動とともに、有酸素運動やバランス運動も糖尿病対策には有効です。しっかりバランスをとりながら、リズミカルに足ぶみをして、体に酸素を取り込みましょう。

2 リズミカルに足ぶみしましょう

できるようなら
その場で足ぶみ！

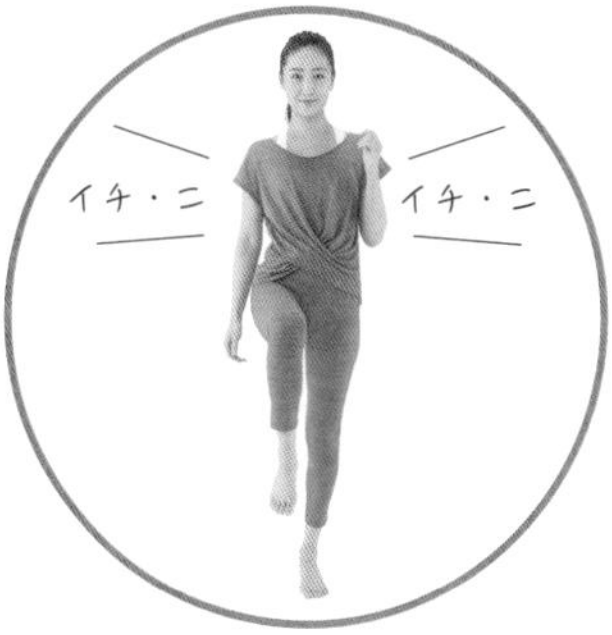

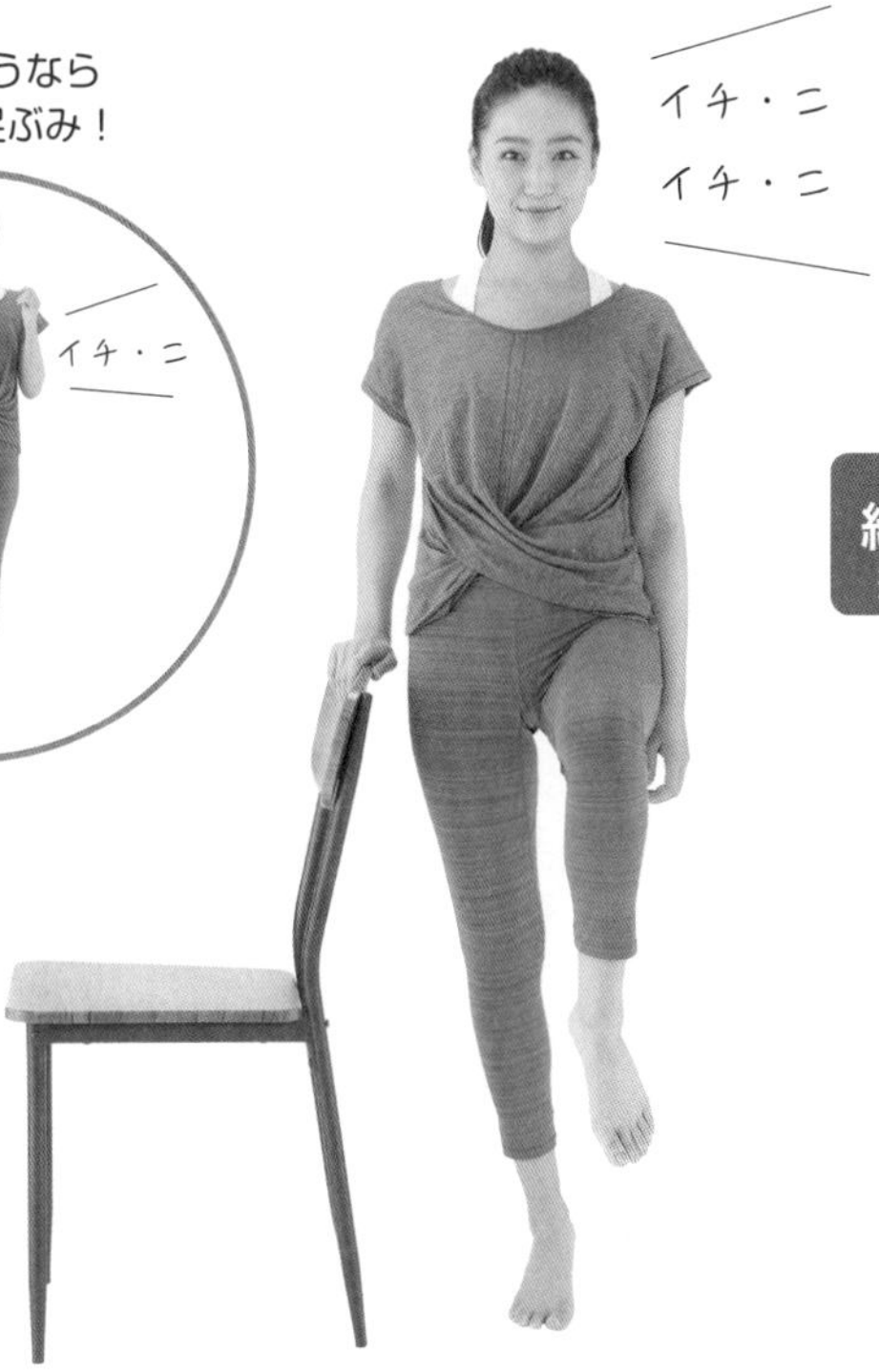

約1分
続ける

▶いすのそばに立ち、上体をまっすぐにする。▶いすの背もたれに片手を添えて、足を肩幅に開く。▶「イチ・ニ」「イチ・ニ」「イチ・ニ」「イチ・ニ」とリズミカルに足ぶみを約1分続ける。▶呼吸は自然に。

もっと！「降糖」ストレッチ③

座ぶとんバランス

1 背筋を伸ばしてあぐらをかきましょう

横から見たところ

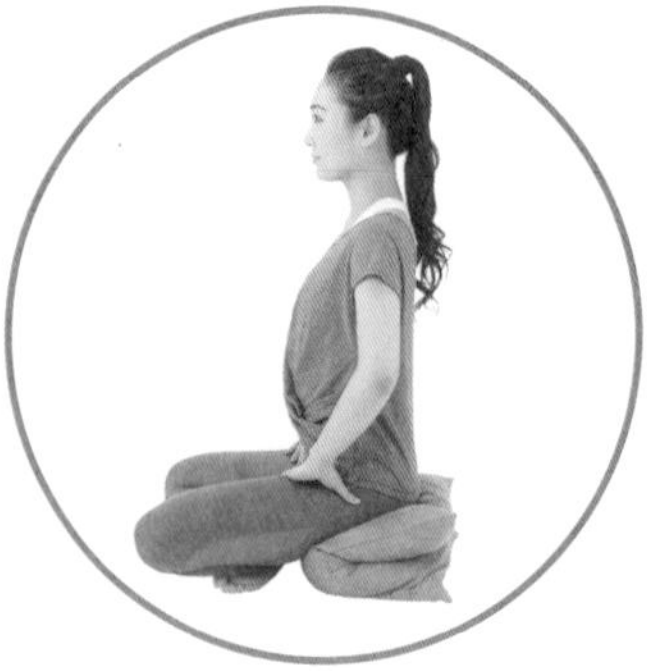

約1分維持

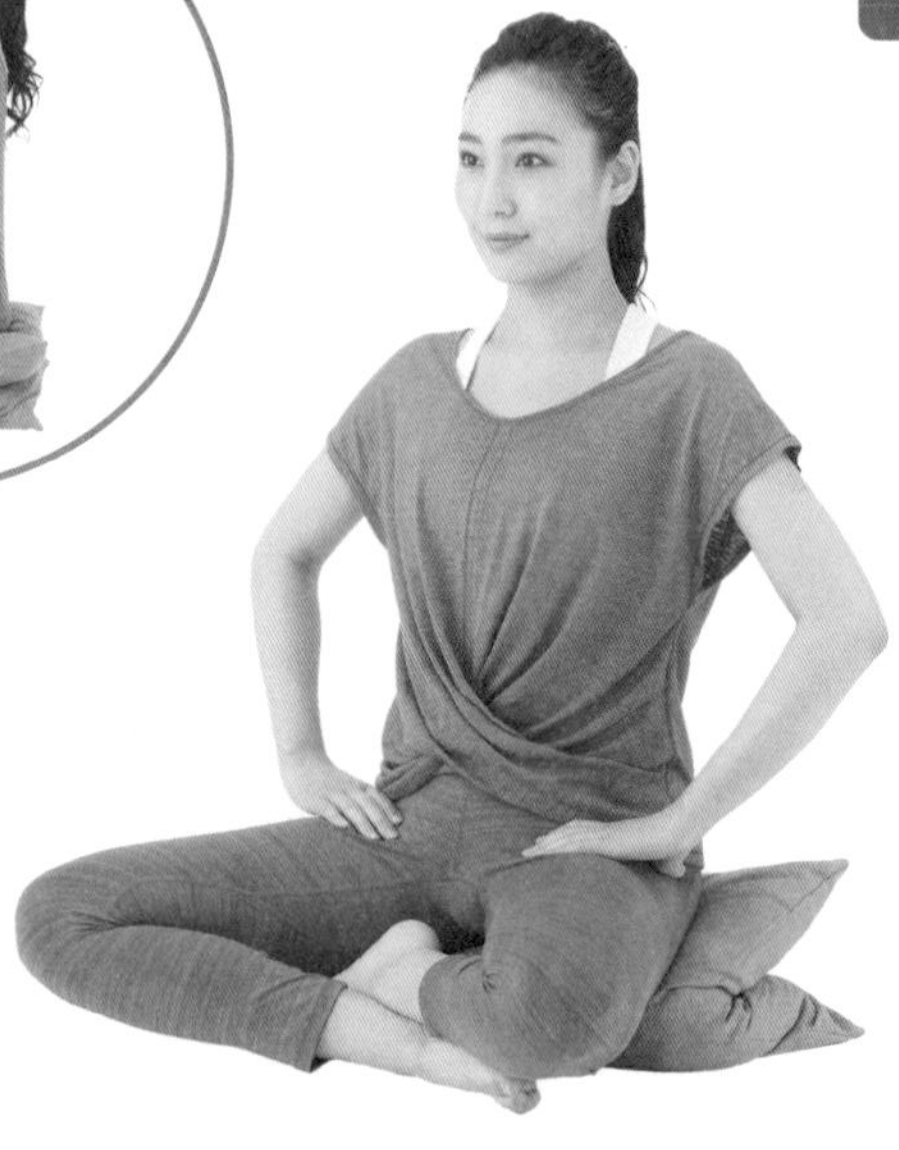

▶座ぶとんを半分に折り、その上にあぐらをかいて座り、背筋を伸ばす。▶手は股関節のつけ根あたりに置く。▶骨盤を前傾させて整えるイメージで約1分維持。▶呼吸は自然に。

PART 3

ヘモグロビンA1cを下げる！食事と生活

食生活　ストレッチとあわせて食生活の見直しが大切

甘いものを控えている人でも意外と糖を摂取しています

血糖値やヘモグロビンＡ１ｃ《エーワンシー》の値を下げるには、ＰＡＲＴ２で紹介した「降糖」ストレッチとあわせて、食生活を見直すことが、もうひとつの大きな柱となります。

まず、血糖の元となる糖質の摂取量を控える必要があります。食事で摂る糖質を減らすと、膵臓《すいぞう》の負担が軽減してインスリンの分泌や働きを改善するうえで有効です。

糖質の多い食品というと、ケーキやチョコレートなどがすぐに思い浮かびますが、日常の食卓に並んでいる食品の中にも、糖質は幅広く含まれています。主食であるごはんやパンをはじめ、麺類やイモ類、果実類、せんべい、醸造酒（日本酒、ワイン、ビール）、さらにはドレッシング、みりんなどの調味料にも糖質が含まれています。

自分では甘いものをそれほど摂っていないつもりでも、１日の食事で摂った糖質の量を計算してみると、意外と多いというのが実情なのです。

糖の種類で血糖の上がりやすさに違いがあります

とはいえ、糖質の種類によって、血糖値の上がりやすさは異なります。糖質とひと口にいっても、ブドウ糖のような単糖のほか、単糖が2つ結合した二糖類、さらに複数の単糖が結合した多糖類があります（15ページ参照）。

それぞれ血糖値の上がりやすさが異なり、単糖類のブドウ糖や、二糖類の砂糖（ショ糖）はすぐに吸収されるため、摂取後、血糖値が比較的急激に上昇します。低血糖による意識障害などを防ぐうえでは有効ですが、日常の食生活で単糖類や二糖類を多く含む食品をたくさん摂っていると、膵臓や血管に負担がかかるので要注意です。

一方、単糖の結合数が多いほど消化吸収に時間がかかります。多糖類（でん粉）の多い穀類やイモ類は、単糖類や二糖類と比べると血糖値の上昇は緩やかです。また、同じ穀類でも、食物繊維の多い玄米や雑穀米は白米より血糖値が上がりにくく、パンも全粒粉パンのほうが食パンより血糖値の上昇は緩やかです。

血糖値が気になるからといって、糖質を食卓から排除するのではなく、上手に工夫して摂り入れることが、食を愉《たの》しみながら血糖値を下げるコツです。

血糖値の上がりやすさと代表的な食品（例）

血糖値の上がりやすさ	穀類・イモ類・果実類	その他の食品
低	玄米　ライ麦パン　雑穀米　こんにゃく　いちご　アボカド　など 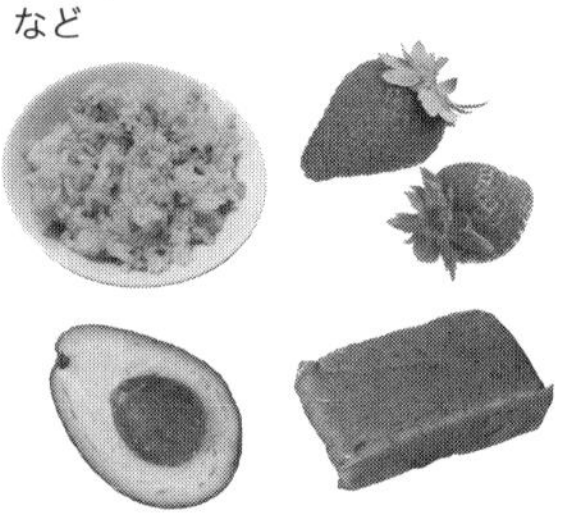	牛乳　プレーンヨーグルト　卵　枝豆　大豆（水煮）　豆乳　野菜類（ごぼう・にんじん以外）　きのこ類　海藻類　人工甘味料　茶飲料（無糖）　など 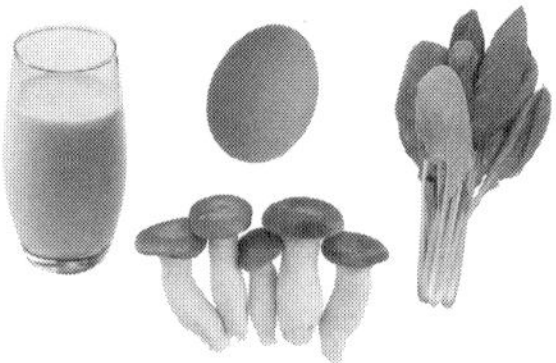
	麺類　さつまいも　ポテトチップ　バナナ　オレンジ　ぶどう　りんご　グレープフルーツ　ドライフルーツ　など 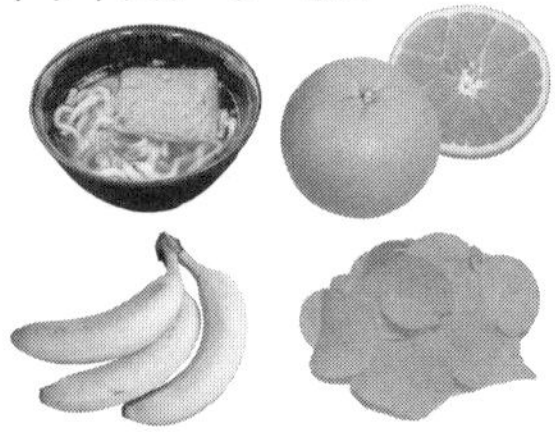	魚介類　肉類　豆腐　納豆　ごぼう　にんじん　など 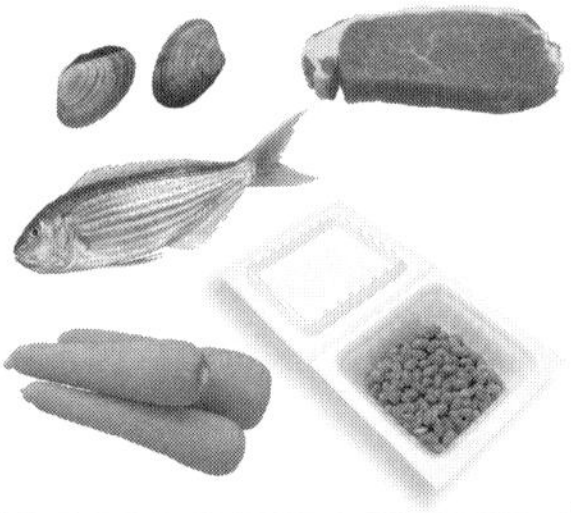
高	もち　精白米　食パン　かぼちゃ　じゃがいも　里芋　パイナップル　ジャム　フルーツ缶詰　など 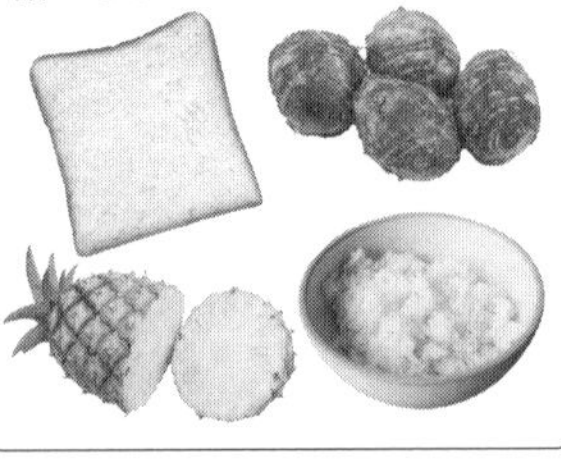	砂糖（精白糖）　餡　どら焼き　ショートケーキ　せんべい　大福餅　クラッカー　など 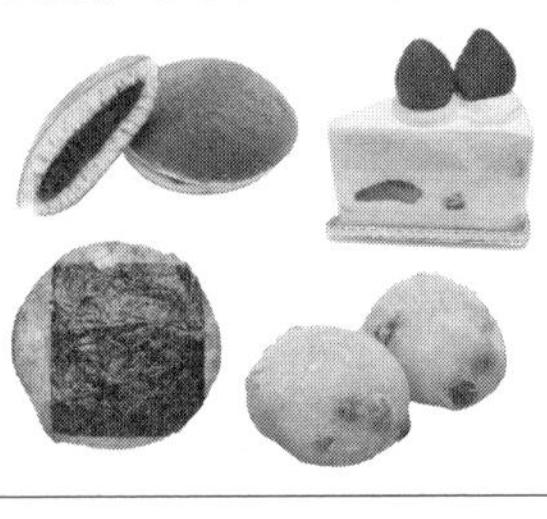

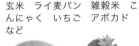

食事の糖を減らすメリット・デメリット

糖質の減らし方について、もうひとつお話ししておきたいことがあります。

糖質の摂取量を大幅に制限すると、脂肪細胞に溜まっている脂肪が代わりに消費されるためダイエットに役立つ、ということで「糖質制限食」が一時期ブームになりました。現在も続けている人も、少なくないと思います。

肥満は、糖尿病の要因のひとつでもありますから、余分な体脂肪を減らすのはよいことです。しかし、限度があります。特に、すでに糖尿病の人の糖質制限は、医師や管理栄養士などの専門家の指導のもとで計画的に行なうことが原則です。

むやみに糖質制限食を長く続け、慢性的な低血糖状態が続くと、脂肪だけでなく、筋肉や肝臓に貯蔵されているたんぱく質までがブドウ糖に変換されて、血液中に出てきます。そうすると筋肉が減って足腰が弱くなるとともに、たんぱく質をブドウ糖に変える過程で発生する窒素が、腎臓に負担をかけることも知られています。

糖質を摂ることが悪いのではなく、糖質の摂りすぎが悪いのです。糖質自体は、私たちの生命活動を維持するうえで欠かせない栄養素なのです。

食生活 「なんちゃって糖質制限」のススメ

食後高血糖の人は少し緩めの糖質制限で充分です

糖質の摂取量については、少し緩めの「なんちゃって糖質制限」を、私はおすすめしています。

健康な50歳以上の人の場合、三大栄養素の摂取比率は「たんぱく質14〜20％（65〜74歳、75歳以上15〜20％）、脂質20〜30％、炭水化物（糖質＋食物繊維）50〜65％」のバランスで摂取することを、厚生労働省は目標値として掲げています。

一方、糖尿病の人については、『糖尿病治療ガイド』では、一般的な初期設定として「40〜60％を炭水化物から摂取」「たんぱく質は20％まで」「残りを脂質」とし、炭水化物に関しては、「食物繊維の豊富な食物を選択する」としています。

そこで、食後高血糖の段階であれば、糖質の比率を40〜50％にし、糖質を減らしたぶん、たんぱく質と脂質を少し増やすくらいがちょうどよいと、私は考えています。

自分に必要な糖質の目安を計算してみましょう

三大栄養素のエネルギー摂取量は、次の簡易な計算式で目安の数値を算出できます。

エネルギー摂取量(kcal/日)=目標体重(kg)×エネルギー係数(kcal/kg目標体重)

目標体重(kg)の算出法

65歳未満➡[身長(m)]の2乗×22
65歳以上➡[身長(m)]の2乗×22~25
(75歳以上の人は、現在の体重に基づき、体調の評価を踏まえて適宜判断)

エネルギー係数の目安

軽い労作(大部分が座位の静的活動)➡25~30kcal/kg目標体重
普通の労作(座位中心だが通勤・家事・軽い運動を含む)➡30~35kcal/kg目標体重
重い労作(力仕事、活発な運動習慣がある)➡35kcal/kg目標体重

では、「糖質40〜50％」とは、具体的にどのくらいの量を指すのでしょうか？

たとえば、60歳で身長１６０㎝、家事中心の人は、

☑目標体重＝（１・６×１・６）×22＝56・３２０kg

☑エネルギー係数＝30kcal／kg

この２つを掛け合わせた「１６８９・６kcal」が、１日のエネルギー摂取量の目安となります。そして、その40〜50％に当たる「６７５・８４〜８４４・８kcal」が、１日の糖質（炭水化物）の摂取量の目安です。

ごはん（小さめの茶碗に軽く半分）、食パン（６枚切３枚）、じゃがいも（中１個）が、それぞれ約80kcalと覚えておくと便利です。

あくまで目安ですから、糖尿病の人は主治医の指導のもと、自分にもっとも適した糖質の摂取量を算出してもらうようにしてください。

糖尿病ではない高血糖の人は、のちに紹介する食習慣を参考にしながら、40〜50％の範囲で糖質を摂ることをおすすめします。もちろん、糖質だけでなく、食事全体のエネルギー摂取量も、目安の範囲で摂ることが大切です。

食生活 糖尿病の大敵「内臓脂肪型肥満」を解消

内臓脂肪型肥満は「メタボ」の元凶です

肥満で血糖値の高い人は、体重を減らすことが重要です。

肥満は、皮下脂肪がたまっている「皮下脂肪型肥満」と、内臓の周囲に脂肪がたまる「内臓脂肪型肥満」に大別されます。前者は下半身に脂肪がたまりやすいのに対し、後者は内臓の周囲に脂肪がたまるのが特徴です。手足は細いのに、おなかだけぽっこり出ている、いわゆる「中年太り」の人は、内臓脂肪型肥満が疑われます。

内臓脂肪型肥満は、インスリンの分泌や機能を低下させる要因となることから、食後高血糖（耐糖能異常）を併発しやすいことが知られています。しかも、内臓脂肪型肥満の人は、食後高血糖に加えて、「脂質代謝異常（血液中の中性脂肪が高く、善玉のHDLコレステロールが低い状態）」「高血圧」「高尿酸血症」が重なって起こっている場合が多く、この4つが重なった病態を、「メタボリックシンドローム」と呼びます。

メタボの人は糖尿病の発症リスクが高まります

メタボリックシンドロームの人は、糖尿病の発症リスクが高いことがわかっています。メタボリックシンドロームの4つの要素のうち、3つ以上に該当する人は、ひとつも該当しない人に比べて、糖尿病のリスクが3・2倍、4つとも該当している人では24・4倍までリスクが高まると言われています。

加えて、メタボリックシンドロームは、動脈硬化のリスクをさらに高めますから、糖尿病に合併しやすい心筋梗塞との関連も深く、メタボリックシンドロームの要素に3つ以上該当する人は、ひとつも該当しない人に比べて、心筋梗塞のリスクが7・3倍にのぼります。

メタボリックシンドロームを防ぐには、内臓脂肪型肥満の予防・解消に取り組むことが不可欠です。ここでも、運動療法と食事療法が大切な柱となります。

運動療法についてはPART2で紹介した「降糖」ストレッチが、内臓脂肪型肥満の解消にも役立ちます。食事療法については、体内に脂肪がたまる要因となる糖質の摂取量を減らし、血中脂質に直接反映される脂質の摂り方に注意する必要があります。

脂質を上手に摂取するには「脂肪酸」が決め手となります

脂質は、主成分である脂肪酸の種類によって、体内での働きが大きく異なります。肥満と直接的に関係するのは、血液中の中性脂肪を増やす「飽和脂肪酸」です。飽和脂肪酸は、牛肉や豚肉などの脂身や乳製品に多く含まれています。エネルギー源として重要な脂肪酸ですが、過剰に摂取すると内臓脂肪型肥満の要因となります。

これに対して、脂肪酸の中には、中性脂肪を減らす働きのあるものが存在します。「オメガ3脂肪酸」です。魚介類に豊富に含まれているＥＰＡ（エイコサペンタエン酸）とＤＨＡ（ドコサヘキサエン酸）はその代表です。また、健康的な植物油として注目されているエゴマ油やアマニ油も、オメガ3脂肪酸の補給源として有効です。

近年、日本人の食生活は、いわゆる欧米化が進み、肉の摂取量が増え、魚介類の摂取量が相対的に減っています。これが、日本人に肥満や糖尿病が増えた一因とも言われています。肉類は1回の食事で１００ｇを目安とし、脂身の少ない豚ヒレ肉やモモ肉、鶏肉のささみ、ムネ肉などを選んで食べるようにするとともに、魚介類の料理を食卓に積極的に並べるようにしたいものです。

食生活 食事は「1日5回」に分けて〝ちょこちょこ〟摂る

朝食を抜くと昼食後に血糖値スパイクが起こりやすくなります

食事は基本的に朝昼晩の1日3回、できるだけ時間を決めて摂るようにします。朝食を抜くと血糖値の低い状態が長く続き、昼食を摂ったときに血糖値が急上昇します。加えて、1日2食だとおなかが空《す》いて、1回に食べる量がどうしても多くなり、これがさらに血糖値の急上昇と急降下につながり、膵臓や血管に負担をかけます。

ある実験によると、1日3食摂っているときは血糖値に異常が見られない人でも、朝食を抜くと昼食のあとに血糖値スパイクが起こり、朝食と昼食を抜くと、夕食のあとにさらに大きな血糖値スパイクが発生したと報告されています。

いずれにしても、1日2食や1日1食の食習慣を続けていると、膵臓が疲弊してインスリンの分泌や機能が大幅に低下するとともに、動脈硬化の進行が加速します。その結果、加齢につれて糖尿病の発症リスクが高まります。

1日5食にすると血糖値の上がり下がりの幅が小さくなります

膵臓や血管の負担を減らすには、1日の血糖値の上がり下がりの幅をできるだけ小さくするのが理想です。1日3食でも大丈夫ですが、食事の回数をもっと増やすと、より血糖値の振り幅を小さくできます。

そこで私は、1日5食を推奨しています。もちろん、1回に食べる量が多いと逆効果になりますが、1日の摂取エネルギーの範囲内で〝ちょこちょこ〟食べていると、食後の血糖値の変動は緩やかになります。

そうすると、食後にインスリンを大量に分泌する必要もなくなって、膵臓の負担が減るとともに、余剰の血糖で血管が障害されるリスクも減ります。また、血糖値が常に適正のレベルに保たれていると、空腹による食べすぎや、糖質の多いおやつ・デザートを食べる習慣もなくなって、肥満気味の人は自然に体重が減少していきます。

ただし、1日中ダラダラと食べ続けるのはよくありません。毎日できるだけ同じ時間に、規則正しく5食摂るようにします。そして、5食全体で栄養バランスを考えることが、とても大切です。

食生活　ごはんやパンは昼食で摂るのが賢い

朝は糖質よりたんぱく質を中心に摂るようにします

一般的に朝は、夕食から時間が経っているため、血糖値が低い状態にあります。したがって、朝起きてすぐに砂糖たっぷりの菓子パンを食べるなどすると、血糖値が乱高下するのでよくありません。朝食では糖質の少ないものを摂ることが原則です。

主食のごはんやパンは食べずに、たんぱく源である卵やチーズ、ツナ缶などを、生野菜とともに食べるとよいでしょう。少量でも朝食は必ず食べてください。朝食を食べないと、先に述べたように昼食後に血糖値スパイクが起こる可能性が高いからです。食べられないなら、ヨーグルト（無糖）だけでも構いません。

朝、どうしてもごはんを食べたいという人は、食物繊維の多い玄米や雑穀米を茶碗に半分程度食べるか、白米であれば小さなおにぎりをつくり、サケなどの具材を入れて、朝食と昼食の間に食べるとよいでしょう。

主食の糖質はほかの栄養素とともに昼食でしっかり摂ります

日中は1日の中でもっとも活動量が多いので、昼食のエネルギー摂取量をいちばん多くします。魚や肉などのたんぱく質を主とした野菜の豊富な定食類が最適で、揚げものなどの高カロリー食品や、ごはん・パンなどの糖質も、昼食で摂るようにします。

仕事や家事などで忙しいからといって、具材のほとんどない、そばやうどんをかきこむだけの昼食は避けましょう。昼食で栄養素をしっかり摂らないと、夕食で摂るエネルギー量が増えてしまうからです。

どうしても昼食で充分なエネルギー量の食事を摂れなかったときは、昼食のあとの間食で補完するようにします。一方、昼食をしっかり摂った日の間食は、ナッツやビターチョコレート、チーズなどで充分です。

夕食では、日中に摂った食事のエネルギー摂取量と栄養バランスを考慮して、不足しているものを中心に摂取します。できれば19時までに軽めの夕食を済ませるのが理想です。毎日晩酌をする人であれば、魚介類の刺身と野菜の漬物（塩分が控えめのもの）をつまみに、適量を嗜《たしな》むのがよいでしょう。

食生活

「早食い」が食後高血糖や糖尿病の原因に

食べ方が早いと血糖値の上昇も早まります

「糖質を減らした食生活をしているのに、血糖値やヘモグロビンA1cが正常範囲にまでなかなか下がらない……」

私のもとにはこんな相談が数多く寄せられます。そうした方は、食事の内容とともに「食事の摂り方」を見直してみましょう。たとえば、早食いをしていませんか？

せっかく糖質を減らした食事を摂っていても、食べるスピードが早いと、次から次に血液中にブドウ糖が入ってきます。すると、ブドウ糖の総量は少なくても、膵臓は大急ぎでインスリンを分泌することになります。

早食いが習慣になっている人は、糖質の摂取量がそれほど多くなくても、膵臓が疲弊して、食後高血糖や血糖値スパイク、ひいては糖尿病発症のリスクが高まってしまうのです。

よく噛んで食べることが、早食い改善のひとつの解決策になります

早食いは、過食につながりやすいことも問題です。一般的には血糖値がある程度高くなると、脳の満腹中枢に情報が伝わって、「もう、おなかがいっぱい」と感じ、食欲は抑えられます。ところが早食いの場合、満腹中枢に情報が伝わる前にさらに食べてしまうので、「おなかがいっぱい」と感じたときには、すでに食べすぎています。

早食いと大食いは大体セットになっていて、自ら意識して早食いをやめない限り、肥満や糖尿病へと進行してしまうことが多くなりがちです。習慣化した食べ方を改めるのは難しいことですが、「よく噛《か》んで食べること」はひとつの解決策となります。

噛む回数を増やすと、食べるスピードが自然と遅くなります。よく噛んでいると満腹感が増し、過食の予防にもなります。ひと口30回が理想とされていますが、そこまでがんばらなくても、噛む回数を意識するところから始めるとよいでしょう。

また、誰かと一緒に会話を楽しみながら食べるようにしたり、固い食品を選んで食べるようにしたりすると、噛む回数が自然と増えます。主食の白米を玄米に変える、あるいはパンを全粒粉のものに変えるだけでも、噛む回数は増えます。

食生活　食べる順番で血糖値の上がり方は変わる

最初に食物繊維の豊富な食品を摂取しましょう

食事の際は、たいていおなかが空いていて、血糖が少ない状態にあります。そのため、糖質の多いものから食べると血糖値が急上昇するので、食べる順番にも配慮しましょう。食べる順番を変えるだけで、血糖値の変動がかなり良化します。

最初は消化吸収されにくい食物繊維の豊富な食材から食べるのが最適です。野菜や海藻、キノコ類などをサラダにしたり、酢のものやお浸しにしたり、味噌汁の具にしたりしながら、ゆっくりと食べます。

食物繊維の多い食品は、ある程度歯ごたえがあるので噛む回数も増え、血糖値の急変動を抑えるうえでも有効です。

さらに、食事の最初に食物繊維を摂ると、食欲も少し早めに満たされて過食の予防に役立つほか、あとから食べる脂質や糖質の過度な吸収も抑えられます。

糖質の多い食材は最後に食べるようにします

食物繊維の豊富な食材をゆっくり食べて、食欲が少し落ち着いたところで、主食や主菜として、肉や魚などのたんぱく質の豊富な食材を摂ります。卵や大豆製品なども、食物繊維の次に摂るとよいでしょう。たんぱく質の豊富な食材は消化に時間がかかるので、血糖値はゆっくりと上昇します。

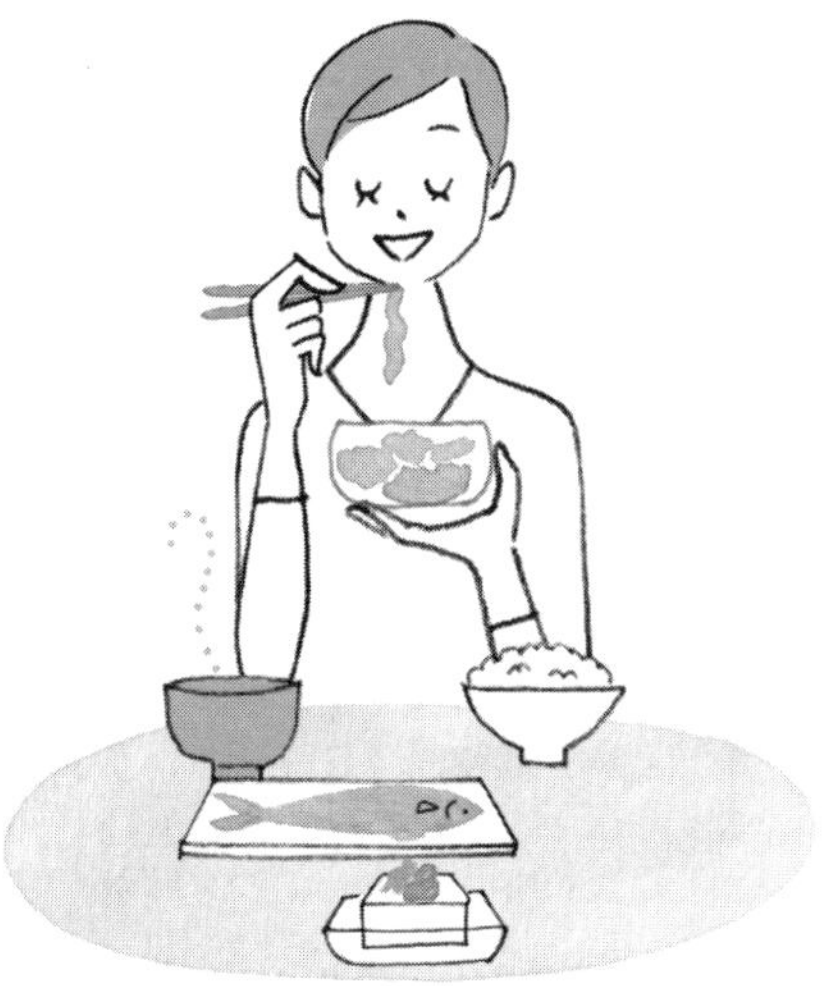

さらにそのあとに、糖質の多いごはんやパンなどを食べると、血糖値の上昇は緩やかになります。

ただし、食事の最後に大盛りのごはんを食べるなどすれば、台なしです。血糖値の急変動は抑えられても、食後高血糖を招く要因になりますので、注意が必要です。

順番を変えたからといって、糖質を摂りすぎると、血糖値は確実に上昇します。

食生活

魚食は筋肉を増やしながら減量できる

内臓脂肪型肥満の減量は筋力を落とさないことが大切です

内臓脂肪型肥満を解消するために体重を減らすといっても、むやみに糖質や脂質の摂取量を減らすのは、好ましくありません。本パートの冒頭でお話しした1日のエネルギー量は、しっかりと確保する必要があります。

特に高齢者の場合、極端な食事制限は、フレイル（ふらつきなど、加齢による心身の機能低下）やサルコペニア（41ページ参照）、ロコモティブシンドローム（運動機能の障害により要介護の状態になる病態）を促す要因となります。

減量するにあたっては、筋力を落とさないことがとても大切で、むしろ筋肉を増やしたほうが減量効果は高まります。血液中のブドウ糖を筋肉へどんどん送りこみ、エネルギーとして燃焼できるからです。その結果として、血糖値の上昇も防ぐことができます。

たんぱく源は魚を目安に、肉類は脂身を減らして摂りましょう

筋肉を増やすには、ＰＡＲＴ２で紹介した「降糖」ストレッチなどの運動を継続して行なうことが効果的です。「食後30分以内の運動」の効用については、49ページでお話ししました。

加えて、運動前や運動後に、筋肉の原料となる良質なたんぱく質を摂ることをおすすめします。良質なたんぱく質というと、一般的には動物性の肉や卵、乳製品などが挙げられますが、それはあくまで健康な人の話です。

高血糖や糖尿病の人が、肥満の解消および血糖値のコントロールを目的として筋肉を増やす場合は、陸上動物のたんぱく質よりも、魚介類や大豆食品をたんぱく源とすることをおすすめします。

牛肉や豚肉、鶏肉は、たんぱく源としては非常に優秀なので、一定量摂ることは大切です。

しかし、たくさん摂取すると、91ページで述べた血中脂質を増やす飽和脂肪酸の摂りすぎにつながるリスクがあります。

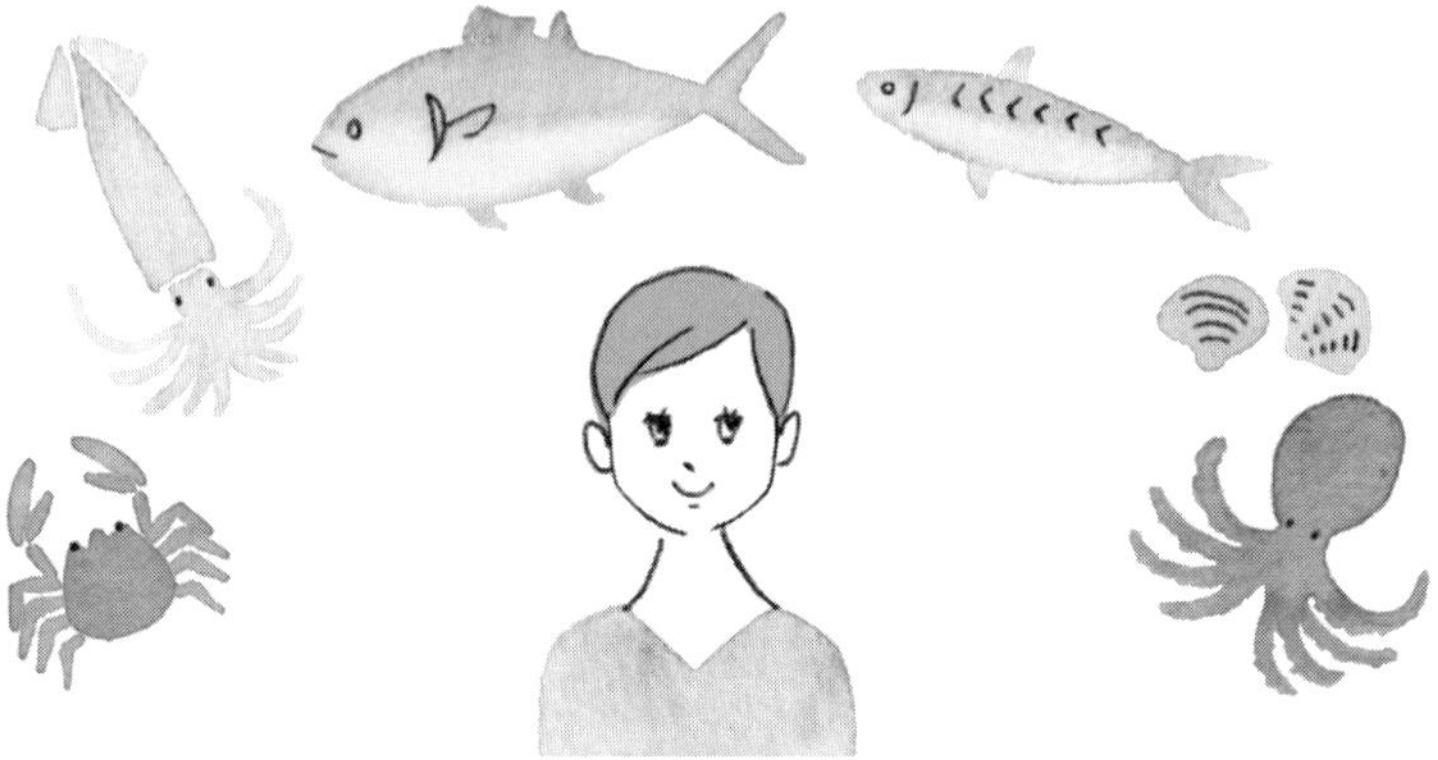

一方で、魚介類はたんぱく源として有効なだけでなく、血液中の余分な中性脂肪を減らしたり、血液をサラサラにして血管が詰まるのを防いだりするオメガ3脂肪酸が豊富です。さらに、イカやタコ、エビ、貝類は、動脈硬化の予防に役立つタウリンやアスタキサンチンのほか、アサリに含まれるクロムなども、インスリンの働きを高める効果が期待できます。

牛肉や豚肉、鶏肉を食べるときは、脂肪の少ない部分を選び、ゆでる、蒸すなどの脂肪を落とす調理法で摂取すると、良質なたんぱく質としての恩恵を受けることができます。

野菜を150g程度食べてから、それらの肉を食べるようにすることをおすすめします。肉の摂取量の目安は1日100g。牛焼肉なら5枚程度と覚えておくとよいでしょう。

ストレス対策

ストレスをうまくやり過ごすことも血糖値の安定につながる

ストレスは血糖値の上昇を促します

運動と食事以外で血糖値の上昇に関係する要因としては、ストレスが挙げられます。慢性的に心身にストレスを抱えていたり、短時間でも強いストレスを感じたりすると、自律神経系とホルモン系のバランスが乱れます。自律神経は、体を活動的にする交感神経と、それを鎮める方向に働く副交感神経の2系統で成り立っていて、通常は両者がうまくバランスをとりながら、私たちの生命活動を支えています。

心臓が規則正しく拍動《はくどう》を繰り返していたり、寝ている間も呼吸が保たれていたり、体温が一定に保たれていたりするのは、すべて自律神経の働きによります。実は、血糖値のコントロールも、その範疇《はんちゅう》です。

ストレスによって交感神経が不本意に活性化すると、ホルモン分泌のバランスが崩れて心身にさまざまな影響が表れるほか、血糖値の不安定も招いてしまいます。

思い切り「笑う」「泣く」がストレス解消に最適です

いちばん簡単なストレス解消法は、思い切り笑ったり、泣いたりすることです。笑うことが血糖値の上昇を抑えるうえで有効であることは、筑波大学の研究で明らかにされています。糖尿病の患者さんを対象に、1日目は糖尿病の講義を聴いてもらい、2日目はお笑い番組を観てもらったところ、講義を聴いた1日目より、お笑い番組を観た2日目のほうが、食後血糖値が46㎎／dLも低く抑えられていたと言います。

思い切り笑うと自律神経のバランスが整い、免疫力や血流も良化して、脳の働きも活性化すると言われています。これらは糖尿病対策にも役立つことばかりですから、笑わない手はありません。テレビでお笑い番組を観たり、休憩時間にスマートフォンでおもしろ動画などをチェックしたりするのもよいでしょう。

また、「泣く」ことも血糖値を安定させる効果があると言われています。感動的なドラマや名作映画を休日に一気に観て、思い切り大泣きするのもよい方法です。

現代社会では、感情を抑え込む場面がとても多いので、素直な感情を吐露する機会を意識してつくることが、ストレスをうまくやり過ごす最良の方法となります。

ストレス対策

森林浴で血糖値の降下作用が増強することも

森林浴のフィトンチッドの作用も血糖値の降下に役立ちます

北海道大学の研究グループが、60歳前後の糖尿病の患者さんを対象に、森林浴の効果を調べたデータを報告しています。

朝食を摂ったあと、バスで森林へ向かい、体力や合併症の程度に応じて、長距離(約6~7キロメートル)と短距離(約3~4キロメートル)のコースに分かれて、それぞれ10分ほどの準備体操をしたのち、森林浴の歩行をスタートします。

これを年2回、合計9回行なった結果、森林浴後、参加者の血糖値は9回の平均で179から108mg/dLへと有意に低下していたそうです。

同研究グループは、「運動によりインスリン感受性が増し、また森林環境ではマイナスイオンや芳香性物質であるフィトンチッドの作用により副交感神経系が有意になり、血糖降下作用が増強している可能性が考えられる」とまとめています。

ストレス対策

適度な飲酒は血糖値のコントロールに有効

やけ酒などの過度の飲酒は血糖値を不安定にします

お酒を飲むことがストレス解消になっている人も、少なくないでしょう。適度な飲酒は、糖尿病の発症を抑えると言われています。すでに糖尿病の人でも、血糖値のコントロールが良好で、合併症がない場合は、飲酒の量と、つまみの内容に注意しながら、適度に飲むぶんにはよいと言われています（男性で純エタノール換算で1日20g以下。女性はその半量以下）。

一方で、「やけ酒」のような過度の飲酒は、血糖値を不安定にするので好ましくありません。お酒の飲みすぎで膵臓と肝臓の働きが悪くなると、血糖値を下げるインスリンの分泌が低下するとともに、血糖値の上昇を促すホルモン（グルカゴン）の分泌も低下し、高血糖だけでなく低血糖の問題も生じてきます。特に糖尿病の人は、血糖のコントロールが難しくなって、合併症が起こりやすくなると言われています。

ほどよく食べて、ほどよく飲めば、酒は百薬の長

さらに、お酒の飲みすぎなどで「アルコール性肝硬変」になると、血液中の糖を肝臓へ送りこむことが難しくなり、その結果としてインスリン抵抗性が生じ、「肝性糖尿病」につながります。

飲酒が習慣化している人は、食生活が乱れやすいのも問題です。お酒のつまみに、糖質や脂質の多いものを摂っていると、血糖値の悪化はもとより、動脈硬化や内臓脂肪型肥満などを促します。一方で、食事やつまみをほとんど摂らずにお酒だけ飲んでいると、アルコール依存症のリスクが高まるとともに、低血糖を招きます。特にインスリンや経口血糖低下剤を服用している人は、飲酒による低血糖に注意しましょう。

血糖値が気になる人は、低脂肪で高たんぱくのつまみを食べながら、適量のお酒を楽しむことをおすすめします。野菜たっぷりの「鶏の水炊き」や刺身、焼き魚、枝豆、冷奴《ひややっこ》（豆腐）などがおすすめです。焼鳥でも、脂肪の少ない軟骨やレバー、砂肝《すなぎも》などを選ぶとよいでしょう。

ほどよく食べて、ほどよく飲んでいれば、酒は「百薬の長」となります。

ストレス対策

喫煙でストレス解消を図るのは絶対にダメ

タバコの煙には有害性のある物質が複数含まれています

ストレスの解消は、糖尿病対策においてとても重要ですが、かといって「イライラを鎮めるためにタバコを吸う」というのは厳禁です。タバコの煙に含まれるニコチンは中枢神経を興奮させる一方で、神経が興奮しているときに鎮静作用をもたらすのは事実です。しかし、タバコを吸う有害性のほうが、はるかに問題です。

タバコの煙には、有害性のある物質が複数含まれています。ニコチンもそのひとつで、血管を強く収縮させることから心臓に大きな負担をかけ、血圧の上昇も促されます。また、ニコチンが分解・代謝されることで生み出されるニトロソアミン類には、発がん性があります。

そのほかにも、タバコの煙の中には、発がん性物質を多く含むタールや、体を酸欠状態にする一酸化炭素など、さまざまな有害物質が含まれています。

喫煙者の糖尿病の発症リスクは1・4倍となります

喫煙は、糖尿病とも深く関係しています。タバコを吸うと、交感神経が活性化して血糖値が上昇するとともに、インスリンの働きが妨げられます。喫煙者は、そうでない人にくらべて糖尿病を1・4倍発症しやすいという報告もあります。

すでに糖尿病の人がタバコを吸い続けていると、今度は命に関わる危険性も生じてきます。タバコを吸うと動脈硬化が急速に進み、糖尿病に伴う三大合併症および心筋梗塞や脳梗塞などの大血管障害を引き起こすリスクが高まるのです。

さらに、喫煙は糖尿病の引き金となる歯周病（114ページ参照）の誘因にもなると言われています。

副流煙の問題も考えると、まさに「百害あって一利なし」。自力でやめるのが難しい人は、医療機関や専門機関の「禁煙外来」での受診をおすすめします。医療機関で受診すると、禁煙後の体重コントロールや血糖検査を定期的に受けることもできます。

医療機関で受診するのは敷居が高いと感じる人は、禁煙や節煙をサポートするアプリなどもありますから、まずはそちらから試してみるのもよいかもしれません。

ストレス対策

食事の前の入浴が食後高血糖の予防に効果的

■入浴は軽い運動レベルのカロリーを消耗します

お風呂に入ったりシャワーを浴びたりすることも、手軽にできる心身のリフレッシュ法としておすすめです。

特に、湯船のお湯に体を沈めてゆっくり入浴すると、自律神経のうち、体をリラックスさせる副交感神経が活性化して、血糖値をコントロールしているホルモンの分泌バランスもよくなります。

実は、入浴中は想像以上にカロリーを消費しています。たとえば42℃のお湯に10分間浸かった場合の消費エネルギーは、30～40キロカロリーと言われています。これは20分程度ウォーキングをしたときの消費エネルギーに相当します。

つまり、血糖を手軽に消費するうえでも、入浴は軽い運動レベルの効果が期待できるということなのです。

食前にシャワーを浴び、就寝前に湯船に浸かるのがグッド

血糖値が気になる人が入浴するベストタイミングは、実は食前です。食後のほうが血糖の消費を促すうえで効果的に思えますが、食前に入浴したほうが、インスリンの分泌量が増えると言われています。

入浴で血流が促進されると、血糖の代謝に関わるすべての組織の働きが高まります。そのタイミングで食事を摂ると、食事由来の糖がすみやかにインスリンの働きでエネルギーとして消費され、食後高血糖や血糖値スパイクの予防に役立つのです。

入浴が難しければ、シャワーを浴びるだけでも同様の効果が得られます。ゆっくり湯船に浸かりたいという人は、食前にとりあえずシャワーを浴びて血流を促し、体の代謝が高まったタイミングで食事を摂って、就寝前に改めてゆっくり湯船に浸かるのもよいでしょう。そのほうが、ストレス解消効果も高まります。

湯船に浸かるときは、心臓や肺に負担がかからない「半身浴」がおすすめです。ただし、冬場は上半身が冷えないように、体が温まるまで肩に大きめのタオルなどをかけておくようにしましょう。また、入浴前後の水分補給も大切です。

生活習慣

睡眠の質が血糖値を左右する

眠りの質は2つの睡眠で決まります

睡眠の質の善《よ》し悪《あ》しも、血糖値に関係すると言われています。

睡眠中は、「レム睡眠」と「ノンレム睡眠」という2つの睡眠が、90〜120分ごとに繰り返されています。

レム睡眠のときは、体は休息しているものの脳は活動していて、思考を整理したり、記憶を定着させたりしています。これに対して、ノンレム睡眠のときは脳が休息しているため、深い眠りになります。このノンレム睡眠のときに心身の疲労回復や全身の組織の修復が行なわれます。糖代謝に関係する組織やホルモンの調整も同様です。

特に就寝後、最初に表れるノンレム睡眠の時間がとても大事で、このときに充分深い眠りを確保できれば、翌朝すっきり目覚めて「ああ、よく寝た」という満足感が得られます。つまり、この時間の眠りが、睡眠の質を決めるのです。

睡眠の質が悪くなると血糖値の上昇にもつながります

糖尿病の患者さんを対象にした調査では、ヘモグロビンA1c値が高くなるほど、就寝したあとにレム睡眠が表れるまでの時間が短くなり、頸動脈の肥厚《ひこう》（動脈硬化が進行している状態）と正相関していることが明らかにされています。

レム睡眠が表れるまでの時間が短いということは、最初のノンレム睡眠の時間が充分に取れていないことを示しています。

これは慢性的な血糖値の上昇（ヘモグロビンA1cの高値）により、動脈硬化が進行し、睡眠の質が悪くなっていると考えることもできます。

逆に、睡眠の質が悪くなっていることが、血糖値の上昇につながっている可能性もあります。ノンレム睡眠をしっかり確保できないと、ホルモンや自律神経の働きに悪影響を与えるからです。

睡眠時間は7時間程度が理想とされていますから、夜は11時頃には就寝し、最初のノンレム睡眠を深い眠りにするように努めることが望まれます。自律神経のバランスをよい状態に保つためにも、睡眠の質をよくすることが大事です。

生活習慣 正しい歯磨き習慣で「歯周病」を防ぐ

歯周病は加齢とともに発症リスクが高まります

歯みがきで磨き残しがあると、そこに細菌などが集まって「プラーク（歯垢《しこう》）」が形成されます。中でも歯周病菌は、歯と歯茎の隙間（歯周ポケット）で増殖し、そこに炎症を起こして、最終的に歯を支えている骨を溶かしてしまいます。

そのため、歯周病が進行すると、歯がどんどん抜けてしまいます。日本人が歯を失う原因のトップが歯周病で、40歳以上では半数以上の人に歯周病が認められ、年齢とともに発症リスクが高まります。また、喫煙者や肥満の人、免疫力の低い人は、歯周病の発症率が高いと言われています。

歯周病は口の中だけにとどまらず、全身に悪い影響を与えます。歯周病が増殖する歯周ポケットから排出される有害物質（炎症に関係する物質）が、血管を通って全身を巡り、さまざまな症状を引き起こすのです。その代表のひとつが、糖尿病です。

歯周病はインスリンの働きを悪くして糖尿病リスクを高めます

歯周ポケットから流れ出た有害物質は、インスリンの働きを低下させ、食後高血糖や糖尿病の発症を促します。

そして、高血糖がさらに歯周病を悪化させ、歯周病が重症化するほど血糖値のコントロールがより難しくなるという悪循環に陥ります。

また、歯周病は、糖尿病と合併しやすい心筋梗塞や脳梗塞のほか、関節リウマチや認知症、呼吸器疾患などの発生にも関係していると言われています。

逆に言うと、歯周病をしっかりケアすることで、血糖値をはじめ、さまざまな病気のリスクを下げられると考えられます。実際、歯周病の治療によって歯茎の炎症が改善するとインスリン抵抗性が軽減し、血糖値のコントロールが改善されたという報告があります。

歯周病の予防と治療は、毎食後にしっかりブラッシングし、口腔内を清潔に保つことが基本です。それに加えて、歯科医院で定期的に歯石《しせき》を除去してもらい、歯周病にならないよう心がけましょう。

おわりに

人類の歴史は、ずっと飢餓との闘いでした。ですから、私たちの体の仕組みは、もともと血糖を減らすことより、血糖が不足しないことに重点が置かれてきました。現在でも、血糖値を下げるホルモンがインスリンしかないのに対し、血糖値を上昇させるホルモンが複数存在するのはそのためです。血糖値が下がることは、食糧の確保が難しかった時代には、命に関わる緊急事態だったのです。

また、血液中に余ったブドウ糖を際限なく脂肪細胞に貯蔵できる仕組みも、食糧を確保できない事態に備えた、生きるための大切な機能でした。

ところが、ここ数十年で私たちの栄養事情は様変わりしました。「飽食」と呼ばれる時代を迎え、いまや食べられるものまで大量に廃棄する「食品ロス」が、深刻な社会問題のひとつとなっています。

そうした状況の中では、飢餓に耐えるための体の機能がすべて裏目に出て、罹病《りびょう》や健康阻害の原因となっています。すなわち、糖代謝に関わるホルモンのアンバランスや、脂肪を備蓄する仕組みが、糖尿病や肥満、ひいてはそれらに基づく動脈硬化性疾患のリスクになっています。急激に変化した生活スタイルに、体の仕組みが追いついていないのが実情です。

本来、私たちの生命活動を維持するうえでとても大切な「糖質」が、健康増進の大敵のような扱いをされていることを、私はとても残念に思っています。本文でもお話ししましたが、糖尿病や肥満が増えているのは、糖質が悪いのではなく、運動不足や糖質を摂りすぎている私たち現代人の生活習慣に問題があるのです。

対応次第では糖尿病にならなくても済む予備群（食後高血糖や血糖値スパイク）の方たちに、なんとか運動や食事の見直しをして、健康を回復してもらいたいと考え、誰でも気軽に取り組むことができる「降糖」ストレッチと、食事を中心とした生活習慣の改善を、本書で提案しました。

「降糖」ストレッチで気持ちよく健康増進を図りながら、一人でも多くの方に糖尿病を退ける生活習慣を身につけていただくことを、切に願っています。

板倉弘重

装幀◎小口翔平＋須貝美咲（tobufune）
本文イラスト◎杉山美奈子
撮影◎安井勇吾（七彩工房）
ヘアメイク◎福井乃理子（シードスタッフ）
スタイリング◎梅本亜里（シードスタッフ）
モデル◎中世古舞衣（スペースクラフト）
衣装協力◎ easyoga　http://www.easyoga.jp/
本文組版◎朝田春未
編集協力◎小林みゆき

【著者紹介】

板倉弘重（いたくら・ひろしげ）

医学博士。東京大学医学部卒業後、アメリカ・カリフォルニア大学に留学。東京大学医学部助手、同講師、国立健康・栄養研究所臨床栄養部長などを経て、現在、医療法人社団 IHL 品川イーストワンメディカルクリニック理事長。日本臨床栄養学会名誉会員。日本ポリフェノール学会理事長。日本健康・栄養システム学会名誉理事長。茨城キリスト教大学名誉教授。

主な著書に『ズボラでも血糖値がみるみる下がる57の方法』（アスコム）、『腸を温めれば糖尿病・ヘモグロビンA1c は改善する！』（PHP 研究所）などがある。

糖尿病 ヘモグロビンA1cを下げる！ 1回1分 寝ながら「降糖」ストレッチ

2021年1月28日　第1版第1刷発行
2022年10月6日　第1版第5刷発行

著　者　板倉弘重
発行者　村上雅基
発行所　株式会社PHP研究所
京都本部　〒601-8411　京都市南区西九条北ノ内町 11
〔内容のお問い合わせは〕教育出版部 ☎ 075-681-8732
〔購入のお問い合わせは〕普及グループ ☎ 075-681-8818
印刷所　大日本印刷株式会社

ISBN978-4-569-84890-7